中青年经济与管理学者文库

中国健康保障制度筹资政策分析

——70年回顾与展望

朱　坤　著

中国财经出版传媒集团

中国财政经济出版社

图书在版编目（CIP）数据

中国健康保障制度筹资政策分析：70 年回顾与展望／朱坤著.
—北京：中国财政经济出版社，2019.7

（中青年经济与管理学者文库）

ISBN 978 – 7 – 5095 – 9071 – 3

Ⅰ.①中⋯　Ⅱ.①朱⋯　Ⅲ.①医疗保健事业 – 集资 – 政策分析 – 中国　Ⅳ.①R199.2

中国版本图书馆 CIP 数据核字（2019）第 126153 号

责任编辑：潘　飞　　　　　　责任校对：黄亚青
封面设计：智点创意

中国财政经济出版社 出版

URL：http：//www.cfeph.cn

E – mail：cfeph @ cfemg.cn

（版权所有　翻印必究）

社址：北京市海淀区阜成路甲 28 号　邮政编码：100142

营销中心电话：010 – 88191537

北京财经印刷厂印装　各地新华书店经销

880 × 1230 毫米　32 开　6.75 印张　152 000 字

2019 年 7 月第 1 版　2019 年 7 月北京第 1 次印刷

定价：38.00 元

ISBN 978 – 7 – 5095 – 9071 – 3

（图书出现印装问题，本社负责调换）

本社质量投诉电话：010 – 88190744

打击盗版举报热线：010 – 88191661　QQ：2242791300

策划人语

题记：一个人的精神成长史，取决于他的阅读史。只有阅读能最有效地培养精神生活习惯，而好的习惯又培养性格，性格决定人生。

——我们自豪，因为我们就是创造这精神产品的人。

1

选择了飞翔，总能看到蓝天；选择了远航，总能感受大海。人生不仅要作出选择，也要坚持住自己的选择。学会计、当编辑是我的意外选择。人说编辑是为人做嫁衣，可是这一选择我坚持了27年，苦在其中，乐在其中，也算是有声有色。每当我把一本本好书呈献给人们的时候，我觉得我是"富贵"的人：富，不是你身上的钱财，而是你心里的满足；贵，不是你地位的显赫，而是你被人需要的程度。

书海探寻，情怀永恒

我要说，做编辑我幸运，因为我不仅是第一个读者，可以对作品"品头论足"，也可以对作品"生杀予夺"；更重要的是，这是一个很高层次的平台，在多年与名家的交往和名著的"对话"中，深深地为他们的人格和才学所感动，被作品的精彩所吸引，这不仅使我"下笔如有神"，更使我的思想和灵魂也受到一次次洗礼和震撼，得到一次次升华。对于我的作者我的书，如数家珍，作者中不乏才学和为人同样过人的多位泰斗和"颜值高责任大"的众多才子佳人；策划的作品不仅立足专业还兼顾人文，也是情怀所在，专业加人文路才会更宽。

多年的体会是，作为一名编辑，起码要"三心二意"，即"责任心、细心、耐心"和"服务意识、创新意识"。要多策划一些有分量的拳头产品，用一个选题推动一个系统工程，用一个系统工程培养一个出版社品牌。给新入职编辑讲座时我做过一个比喻：编辑两项基本功，审稿——甚至要比博导审批学生论文还要全面、细致；选题策划——要像电影导演一样做"星探"，善于发现优秀作者和挖掘好的原创作品。记不得27年来我策划和编辑了多少书，组织和策划了一大批教材、业务培训用书、通俗读物、理论专著等，有的获得过国家、省部级各类奖项，有的以其填补空白、社会热点、风格新颖、开拓尝试等特点受到读者的欢迎。20世纪90年代我开始自主策划选题，多年来每年都有新丛书问世。比如，21世纪初内部控制研究在国内刚兴起时，策划了《现代内部控制丛书》，其中《企业内部控制管理操作手册》是我鼓励作者将自己饱含心血的经过长期钻研和实践并证明卓有成效的成果奉献付梓，使得更多的人能受益于此，这无疑是对我国内部控制理论探索和实践发展的一种贡献，内部控制选题至今还是热点。2013年的《来去无尘——一位财政部长的生前事》所展现的吴波精神，与深入推进党风廉政建设相得益彰，得到中央领导同志的高度重视和重要批示。中央各大主流媒体纷纷连续报道，掀起了全社会学习吴波高尚情操的热潮。2014年至今的前沿选题《财务云丛书》等也越来越受到业界认可。

想是问题，做是答案

众所周知，目前的图书出版业在行业竞争和纸质图书受到严重冲击的情况下，出版人无不感到莫大的危机。在这种背景下，策划一套专业图书是颇感困惑的一件事，风险更大。但即使这样我们也不能因噎废食、停滞不前，还要积极应对，继续发挥纸质图书的固有特质，挖掘出版内容和形式都精彩的原创作品，适应新形势下读者的更高需求。2017年，我们接受新的挑战，开启新的征程，又策划《中青年经济与管理学者文库》《当代税收名家丛书》《中国税务律师系列丛书》《现代管理实务丛书》《高等院校应用型会计人才精细化培养系列教材》等，继续为扶持学术研究和总结最新成果，在高端研究与专业知识普及和应用之间搭建一座座有益的桥梁。

每一个时代的经济环境不同，理论研究和实务探索所需要解决的问题也有所差别。当前我国不仅处于经济结构调整和供给侧改革的攻坚期，同时也处于大数据和互联网突飞猛进的变革期，矛盾叠加，风险交汇，市场环境和组织模式不断演变发展、推陈出新，经济、管理、财税等领域的新理论、新思想、新方法、新工具也层出不穷。乱花渐欲迷人眼，击水三千浪几何？这些领域的研究人员被时代赋予了更艰巨的责任，也面临着更高、更多元的要求，我们不仅要具备更广阔的学术视野，而且要有更严谨的学术思维。

输在犹豫，赢在行动

《中青年经济与管理学者文库》的作者，都是我国经济与管理领域的中坚力量，也是未来的大家。他们中有些人潜心从事理论研究，有些人则深耕在实务一线，但无论现实身份如何，视野全都没有被拘泥在"象牙塔"内。他们从不同视角对市场经济的不同要素进行细致审视，然后汇聚于"财经版"这面旗帜之下，相互碰撞，彼此激荡，力求在市场经济转型升级的关键时期留下最新鲜的"中国印记"。

这些经济与管理领域的中青年学者，就是我国市场经济发展的潜力与优势，他们的研究成果，不仅将引领市场经济的各个组成环节向更科学、更先进的方向发展，而且将成为我国政府和企业在未来经济世界扮演更重要角色的支点与动力。祝愿这些中青年学者能攀上更高的学术之山，走向更远的研究之路，也期待宏观、中观、微观各个层面的市场参与者都能从这套文库中得到切实的启发与指引，在全面深化改革、增强发展活力的关键时期，发挥正能量和积极作用，为经济社会发展增添新的动力！

如果您认可，如果您有意愿，欢迎您和您的朋友加盟我们的作者队伍！在中国财经出版传媒集团的"旗舰"下，中国财政经济出版社这"老字号"，一定励精图治，谱写新的篇章。我们用"龙的精神，玉的品质"来助力您实现梦想！

策划人：樊清玉

邮箱：qingyuf@ sina. com

2017 年春

前　言

　　建立可持续的筹资机制是我国健康保障制度顺利运行的前提和基础。我国健康保障制度在不同的历史阶段表现为不同的形式，筹资政策也随之发生变化。为了更好地总结新中国成立以来我国健康保障制度筹资政策的成败得失，本书对我国健康保障制度的筹资政策演变历程进行回顾，对筹资政策中的关键因素，如筹资公平性、筹资的责任划分等进行分析，试图为进一步完善我国健康保障制度的筹资政策提供依据。

　　全书分为八章。第一章主要回顾了我国健康保障制度的演变历程，重点对劳保医疗、公费医疗、合作医疗，城镇职工基本医疗保险、新型农村合作医疗、城镇居民基本医疗保险、城乡居民基本医疗保险等不同阶段的基本医疗保险形式进行回顾和总结；第二章主要分析了我国目前的基本医疗保险的筹资政策和筹资现状；第三章重点分析了我国基本医疗保险的筹资公平性，既涉及城镇职工基本医疗保险，也涉及城乡居民基本医疗保险，同时还涉及老年人的筹资公平性；第四章重点分析了我国城镇职工基本医疗保险制度中的个人账户的成效与问题；第五章重点分析了人口老龄化对我国基本医疗保险筹资政策的影响；第六章重点分析了我国基本医疗保险制度的筹资责任划分，并结合海外经验，提出优化我国基本医保筹资责任划分的建议；第七章重点分析了我国多层次健康保障制度的建设现状与问题，主要涉及商业健康保险、医疗救助、补充医疗保险、慈善和社会救助等方面；第八章主要分析了我国健康保障制度筹资的主要问题和对策，主要围绕人口老龄化、疾病谱变化、经济社会转型等方面展开，对我国全面建成小康社会背景下基本医疗保险筹资的缺口进行分析，并提出进一步完善我国基本医疗保险筹资机制的政策建议。

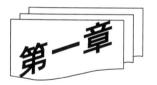

我国健康保障制度演变历程

　　健康保障制度是社会事业发展的重要组成部分，而其中的医疗保险制度是工业化革命和社会进步的产物，也是现代国家重要的经济社会制度之一。中华人民共和国成立以来，经济社会发展水平不断提高，从建立初期的一穷二白的发展中国家逐步向发达国家迈进，经济总量已经跃居世界第二。经济制度逐渐从计划经济向中国特色的市场经济转型。在我国经济快速转型的同时，社会事业也蓬勃发展，逐步实现经济社会发展同步，为中国实现小康社会奠定了坚实基础。

　　中国经济快速发展和转型的过程，也是中国健康保障制度不断完善的过程。作为我国社会事业的重要组成部分，我国的健康保障制度建设也经历了从福利为主到保险为主的转型阶段，并取得了举世瞩目的成就。从发展历程来看，我国的健康保障制度建设经历了计划经济时期的劳保医疗和公费医疗，农村集体经济时

1

期的合作医疗，社会主义市场经济转型与建立时期的城镇职工基本医疗保险制度、新型农村合作医疗制度、城镇居民基本医疗保险制度以及整合后的城乡居民基本医疗保险制度。从制度变迁来看，2009年之前，不同的保险制度发展历程各异，更加强调每项保险制度的独立性。2009年以来，更加强调不同医保制度的协同发展和全面发展，医保制度的全民覆盖属性更加突出。

第一节 新医改前的城镇职工基本医疗保险制度的演变历程

我国的城镇职工基本医疗保险制度脱胎于公费医疗制度和劳保医疗制度，在不同阶段表现为不同的形式。1994年之前，我国的职工医疗保障体制由两项制度组成：一项是针对政府机关和事业单位职工的公费医疗制度，另一项是针对国营企业与集体企业职工的劳保医疗制度。这两项制度是中华人民共和国成立以后，适应以高度集中的指令性计划为特征的产品经济模式，逐步建立并发展起来的，以正式就业人员为主要对象，并惠及亿万城镇居民。尽管这两项制度最终演变成现在的职工基本医疗保险制度，但在制度变迁过程中，两者略有差异。中国职工医疗保障制度的变迁轨迹明显带有经济体制变革的印痕——从完全的计划经济向社会主义市场经济转轨的印痕。这条轨迹是由两条线组成的：一条线是适应计划经济体制的原制度的形成变化过程；另一条线是适应市场经济体制的新制度的萌动变化过程。① 职工基本

———————

① 本刊编辑部. 职工医疗保障制度变迁的轨迹（上）［J］. 中国社会保险，1998（6）：10－11。

医疗保险制度的变迁，新医改前大致经历了制度萌芽成型期、制度转型探索期和新制度框架成型期3个时期。

一、制度萌芽成型期（1949年9月—1980年）

中华人民共和国成立后，国民经济快速恢复，1954年开始进入计划经济轨道，并于1979年前后达到计划经济的顶峰。从这一时期的制度动态变化情况看，可以分为创建修整、完善改进、停滞维持和恢复整顿4个阶段。

第一，创建修整阶段（1949年9月—1956年）。经过三年的经济恢复时期之后，我国开始逐步确立以高度集中的指令性计划为特征的产品经济模式，并逐步形成了政企合一的关系。与此相适应，我国创建、确立了传统的职工医疗保障制度。1951年，政务院发布了《中华人民共和国劳动保险条例》，[①②] 规定享受劳保医疗的主要对象是国营企业的职工，县以上城镇集体所有制企业职工可参照执行。1952年，政务院发布了《关于全国各级人民政府、党派、团体及所属事业单位的国家工作人员实行公费医疗的指示》，[③④] 规定公费医疗经费统筹统支，使用时可按照情况重点支付，不允许发放给本人。50年代和60年代初，企业职工患一般疾病和非因工负伤、残废的，其所需诊疗费、手术费、住院费及普通药费均由企业负担，但贵重药费、住院的膳食费及就医路费由职工本人负担。职工供养的直系亲属患病时，可以在该企业医院或其他特约医院诊治，手术费及普通药费由企业负担

---

①③ 本刊编辑部. 职工医疗保障制度变迁的轨迹（上）[J]. 中国社会保险，1998（6）：10 – 11.

②④ 劳动和社会保障部，中共中央文献研究室. 新时期劳动和社会保障重要文献选编 [M]. 北京：中国劳动社会保障出版社，2002。

$1/2$。①

此后，国家一方面修订劳动保险条例，明确实施细则，另一方面制定多种政策性、法规性单项文件，围绕劳保和公费医疗两项制度所涉及的覆盖范围、开支办法、报销范围、患病待遇以及水平标准等具体操作问题，进行明确，规范到位。在劳动保险的管理体制上，1954年5月起将开始时由劳动部和全国总工会两部门共管的格局，改为由全国总工会统一管理。②

截至1952年底，全国实行劳动保险的企业有3861个，涵盖职工302万人，连同他们供养的直系亲属在内，大约覆盖1000万人②；1953年修订《中华人民共和国劳动保险条例》后，实行劳动保险的企业达到4400多个，涵盖职工420万人，另外还有签订集体劳动保险合同的单位430多个，涵盖职工70多万人；到1956年，加入劳动保险的职工已达到1600多万人，签订集体劳动保险合同的职工达700万人。至此，享受劳动保险待遇的职工人数已占到当年全国职工总数的94%以上。而全国享受公费医疗的职工人数开始时有400万人左右，到1957年时，则已覆盖740万。③

第二，完善改进阶段（1957—1968年）。这阶段，国家一方面从工资福利、保险财务、提取比例、高干高知医疗、离休退休退职、职业病、病伤生育休假、待遇异地支付、生活困难补助等方面进一步作出政策规定，以完善职工医疗保障制度，另一方面针对显露出的一些矛盾和问题进行了整顿改进。当时制定的整顿方针是简化项目、加强管理、克服浪费、改进不合理的制度。然

4

---

① 宋晓梧. 建国60年我国医疗保障体系的回顾与展望［J］. 中国卫生政策研究，2009，2（10）：6－14。

②③ 本刊编辑部. 职工医疗保障制度变迁的轨迹（上）［J］. 中国社会保险，1998（6）：10－11。

而，这一方针及其指示精神却由于种种原因以及"左"的影响未能得到及时贯彻落实。直到调整国民经济之后的1965年，以中央对卫生部党委报告作出批示，要求"公费医疗制度应做适当改革，劳保医疗制度的执行也应适当整顿"为契机，有关部门才开始着手实施对两项制度的改进工作。卫生部、财政部两部门于1965年发出了《改进公费医疗制度管理问题的通知》①；1966年劳动部和全国总工会颁发了《关于改进企业职工劳保医疗制度几个问题的通知》。② 以上2个通知对于整顿方针和指示精神给予了初步的体现落实。但待遇规定总体上改变不大，只是将一般情况下的门诊挂号费、出诊费等以及职工亲属半费医疗的一些项目改为由个人承担；而且，在随后的实际工作中也未能完全收到预期改进成效。在此期间，卫生部党委和北京市党委还曾提出了在党内讨论改革两项制度的动议；有关部门也曾多次草拟对《劳动保险条例》的改革方案。但这些改革的意向也都因问题的复杂以及"文革"的爆发而被束之高阁。③

第三，停滞维持阶段（1969—1973年）。"文革"对于制度的冲击，初期并未显现，但不久即引发了预料之外的深刻变化。由于各级工会遭受破坏、业务干部队伍离散、管理活动趋于瘫痪，劳动保险的全部管理工作由工会组织完全转到了企业行政方面。加之1969年劳动部人员下放，以及1970年少量留守人员并入国家计委劳动局，导致对职工医疗保障的宏观组织、管理几乎缺位。此后，尽管各地劳动部门遵循有关通知精神逐步建立了管理社会保险业务的工作机构，但在地方上仍不可避免地出现了许

5

---

①③ 本刊编辑部. 职工医疗保障制度变迁的轨迹（上）[J]. 中国社会保险，1998（6）：10 - 11。

② 劳动和社会保障部，中共中央文献研究室. 新时期劳动和社会保障重要文献选编 [M]. 北京：中国劳动社会保障出版社，2002。

多有章不循、有章难循的状况。①

在劳动保险金统一征集管理、调剂使用制度已经难以为继的情况下，财政部 1969 年 2 月发文，要求国营企业停止提取劳动保险金，改由企业营业外列支；11 月又决定中央国营企业的奖励基金、职工医疗卫生补助费与福利费捆在一起，计提比例为工资总额的 11%，由企业自行管理，并打入成本。② 这期间，不但劳保医疗失去了宏观管理，就是仍然存留的卫生部和财政部，也是整整四年几乎没就医疗保障再专门下发一份相关文件。尽管整个宏观管理工作受到挫折、失去控制，经费管理陷于一片混乱，但由于职工自身的坚决维护，地方有关政府机构还在勉力而为，基本医疗待遇支付并未完全停止，整个医疗保障制度总算是勉强维持下来了。③④

第四，恢复整顿阶段（1974—1980 年）。"文革"后期，恢复国民经济成为全国的中心工作，卫生部、财政部首先针对公费医疗管理混乱无序的状态，于 1974 年 1 月发文，进一步明确公费医疗享受的人员范围，时隔半年又发文对自费药品作出扩大范围的、全国统一的试行规定。1975 年国民经济开始恢复，新宪法再次重申劳动者罹患疾病时有获得物质帮助的权利，民生问题又被摆上突出位置。1975 年 9 月，国家劳动总局宣告成立，劳保医疗的行政领导工作又有了依托。1977 年 10 月，卫生部、财政部和劳动总局三家联合发文，对公费和劳保医疗的自费药品范围一起作出了限制。面对制度停滞、管理悬空的状况，1978 年财政部、卫生部两部门下发了《关于整顿和加强公费医疗管理

①③　本刊编辑部．职工医疗保障制度变迁的轨迹（上）［J］．中国社会保险，1998（6）：10 - 11。

②④　宋晓梧．建国 60 年我国医疗保障体系的回顾与展望［J］．中国卫生政策研究，2009，2（10）：6 - 14。

工作的通知》（〔78〕财事字第 156 号），随后，劳动总局和全国
总工会两部门也于 1980 年发出通知，对整顿和加强公费医疗管
理工作和劳动保险工作提出了意见，督促尽快恢复到正常工作状
态，尤其强调恢复到制度初期工会与劳动部门共同管理劳动保险
工作的格局。①

　　经过前期的规范奠基、后期的整顿改进，我国传统的职工医
疗保障体系框架至此已经基本定型，整项制度也已经进入成熟
期，其基本特点是：医疗免费、惠及亲属；项目保障较全面，用
药范围有限制，定点机构有范围，身份职业有差别；国家制定政
策，单位执行政策。

　　经过 30 年左右的努力，我国的劳保医疗和公费医疗制度初
步形成，城镇居民的就医可及性明显提高，居民健康状况明显改
善（详见表 1 -1）。

表 1 -1 中华人民共和国成立初期至 1981 年我国居民健康
状况主要指标变化情况

时间	婴儿死亡率（‰）	预期寿命（岁）
1949 年前	200 左右	35.0
1973—1975 年	47.0	63.6（男性）/66.3（女性）
1981 年	34.7	67.9

资料来源：2018 年《中国卫生健康统计年鉴》。

　　更加难能可贵的是，这段时间，无论是机关事业单位还是企
业单位，均设立了规模不一的医务室（或医院），作为单位职工
的健康"守门人"，这种做法既有助于控制费用的快速上涨，也

---

　　①　卫生部政策法规司，中国医学科学院卫生政策与管理研究中心. 卫生改革发
展重要文件选编（1978—2008）〔C〕. （内部资料）。

有助于引导患者有序就医，初步实现了医保制度与有序就医的结合。

这段时期，从制度设计来看，医疗保障制度与我国的经济、政治制度是融为一体的，政策的设计充分利用了中国的制度优势，采取符合国情和发展水平的技术路线和管理手段。基本医疗保障制度建设取得突出成就，医疗保障事业同步甚至优先于经济发展。[①]

二、制度转型探索期（1981—1993 年）

1981 年 6 月，党对中华人民共和国成立以来的若干历史问题形成决议，宣告了拨乱反正彻底完成，以经济建设为中心成为党和政府工作的主基调。此后，在计划经济与市场经济此消彼长的过程中，中国社会保障的制度背景开始经历重大变化。在这种变化之中，传统职工医疗保障制度逐步失去了自身存在的基础。

第一，传统计划经济的微观基础再造拉开序幕，政企合一的关系明显开始松动，企业逐步向相对独立的经济实体转化。在这种情况下，企业的福利支出已经不再是名义性的，而是实质性的支出，并会危及企业自身利益。由此，原有单位保障体制下的收入分配与再分配合并使用、社会福利与单位福利混同安排的格局已经难以继续维持下去。

第二，城镇就业的所有制结构发生变化，就业模式、用工形式开始向多样化发展，职工群体的分层也随之趋于明显，并逐步形成了国有、集体等公有制企业为主体，各种非公有制企业并存、共同发展的多元所有制就业结构。这使国家以往对城镇职工

---

① 江宇. 论中华人民共和国前 30 年的社会保障 [J]. 社会保障评论, 2018, 2 (4): 125 – 134。

保有的"低工资，高福利"和"就业、福利、保障三位一体"的传统格局开始经受严峻的挑战。

第三，中国的财政体制开始了由中央统收统支型财政体制向分级负责"分灶吃饭"的财政体制转变的改革历程，各项事业的运行和发展也随之由中央财政的大包大揽变为分级负责。其间，中央财力相对削弱，地方财力迅速增强，在失去统收统支支撑条件的情况下，中央与地方的财权、事权未能得到及时、明确的划分。医疗卫生事业的发展和传统职工医疗保障制度的运行明显受到中央财力和地方决策的影响，各地发展和运行很不平衡。

第四，按福利原则开办设立的医疗机构，在国家的投入再也无法追上其发展速度时，其实际运行与财务支撑发生明显的矛盾和问题。当国家财力不能充分保证其功能的发挥时，先是在1981年2月由国务院批转卫生部文件，允许其试验按成本收费，并特许其对公费与自费实行双轨；后又在1985年4月由国务院批转卫生部文件，同意鼓励开展社会办医。在商品经济背景下，医疗机构也顺应形势而显示出了自己的市场化、商品化取向。这种取向为其带来了一定的活力，但也带来了医疗机构不规范行为的日益加剧，并由此进一步导致职工医疗费用的大幅度上升。这种现象昭示了传统医疗体制出现危机的征兆。当医疗机构的财务危机转化为职工医疗费用的急剧膨胀时，直接对传统职工医疗保障制度的健康运行构成了威胁，并由此愈来愈充分地暴露出"单位保障"框架下职工免费医疗保障体制所存在的根本性缺陷。①

---

① 杨健敏. 职工医疗保障制度变迁的轨迹（中）［J］. 中国社会保险, 1998（7）: 9-11。

公费医疗和劳保医疗费用的超支与浪费一直是两制度的顽疾，在经济社会环境和国家政治环境发生重大转变时，传统的医疗保障体制更显露出其缺陷。医疗保障制度的改革，一方面是这一体制自身运行暴露出来的弊端，导致不得不采取必要的措施来满足群众健康需求，另一方面则是经济体制改革的浪潮倒逼医疗保障领域进行革新。

这一时期，各个利益主体从制度运行中所感受到的财政压力逐步加重，开始自觉主动地进行利益调整。原有制度开始分化变形，新的制度因素开始萌动积聚。从发展变化的走向上看，这个时期经历了由企业和单位自发变革到地方政府介入，再到中央政府直接领导推动，这样三个不同层次的责任主体主导变革的不同阶段。

第一阶段（1981—1985年）。在这一阶段，部分企业和单位开始进行自发地控制医疗费用的变革，而政府则在维系传统制度的同时，开始了改革的调研工作。

这一阶段，企业为摆脱难以预料的费用负担，实行将医疗费定额发给职工个人、节约归己、超支自理的做法。1982年3月，全国总工会、国家劳动总局和财政部共同发出通知，制止了这种把医疗费全部发给个人包干使用的做法。然而，这种出于保护企业自身利益的做法，尽管违反政策和制度规定，却表明原有制度框架下的利益关系已在费用支付上产生冲突，这种冲突引发了劳保制度和公费医疗制度的变革。为了控制医疗费用，许多企业在这一阶段都采取了医疗费与职工个人利益挂钩的办法。除上述被制止的"死包干"外，还有诸如超支全部报销或按不同比例报销，以及把医药经费拨付给企业医院承包使用等一些不影响职工医疗的办法。这些办法在控制费用上取得了一定的成效。1983年9月，劳动人事部召开部分省市医疗制度改革座谈会，进一步推动了各地医疗制度的改革。此后，这种医疗费用支付与个人利益挂钩的办法得到了比较广泛的推行。与此同时，公费医疗方面也在基层进行着一些管理改革的尝试。其取向是将费用与享受单位、医疗单位或个人的利益适当挂钩。1984年，卫生部、财政部发出的《关于进一步加强公费医疗管理的通知》指出："公费医疗制度的改革势在必行，在保证看好病、不浪费的前提下，各种改革办法都可以进行试验，在具体管理办法上，可以考虑与享受单位、医疗单位或个人适当挂钩。"① 同时，要求各地积极慎重地改革公费医疗制度。上述改革实践的持续发展既为大包大揽的免费医疗制度打开了缺口，也为职工个人负担医疗费用奠定了基础。

尽管这期间政府文件中，对集体、外资、合资、私营企业以及合同工、临时工等的医疗保障方面陆续提出了一些政策，如要求集体企业逐步建立社会保险制度，要求外资企业比照全民企业等；但城镇劳动者在享有医疗保障权益上，还是呈现出相当明显的阶梯性、层次性，并显现出一种由公费向适度自费的过渡。这种阶梯性根据对不同单位的所有制性质和职工身份的区别可以作出静态的划分。而在实际享受的层次上，则形成了全保、职工全保家属半自费、半保半自费、无保全自费的格局。②

这一阶段，政府主管部门在总结、推广基层改革经验的同时，主要是在进行调查研究工作，召开相关会议，酝酿如何改革。劳动人事部于1984年提出了改革单一的全民所有制的保险

11

① 劳动和社会保障部，中共中央文献研究室. 新时期劳动和社会保障重要文献选编［M］. 北京：中国劳动社会保障出版社，2002。
② 杨健敏. 职工医疗保障制度变迁的轨迹（中）［J］. 中国社会保险，1998（7）：9-11。

制度，建立适用于不同所有制、不同用工形式的社会保险办法和进行退休金统筹、医疗待遇改革试点的建议设想。1985 年 3 月，国家体改委、国家计委和劳动人事部又提出了《关于改革社会保障制度的研究提纲（初稿）》，其中所设计的医改重点是，研究解决职工个人负担一部分医疗费和医疗费的社会统筹两个问题。[①]

第二阶段（1985 年 9 月—1989 年 3 月）。地方政府开始直接介入，在增强费用控制的基础上，通过试验费用社会统筹，引导制度逐步向社会医疗保险转变。

随着卫生事业由福利性事业开始向具有"生产性效益"的事业方向转变，以及国家在城市经济体制改革中强调"简政分权"，职工劳保医疗制度的改革就被企业提上议事日程。1985 年以后，部分地区和行业推进了由"企业办保险"向社会保险转变的进程。

在企业对分散风险责任的需求日趋强烈之时，先期推进企业退休费用社会统筹的试点地区已经纷纷组建起了社会保险经办机构。这为改革实际推进的责任主体升级奠定了必要的组织基础。1985 年 1 月起，河北省石家庄地区先后在 6 个县市开展离退休人员医疗费用社会统筹试点。继石家庄地区率先推行之后，一些正在试行退休费用社会统筹的地方，也将其医疗费纳入了社会统筹范围。1987 年 5 月，北京市东城区菜蔬公司首创"大病医疗统筹"办法。这种做法尽管只是初步冲破了单位保障束缚，但一出现就引起劳动部门的重视。对于企业尤其是中小企业来说，

---

① 张琪，张捷. 覆盖城乡居民的中国医疗保障制度改革 30 年：回顾与展望[M] //. 2008 学术前沿论坛·科学发展：社会秩序与价值建构——纪念改革开放 30 年论文集（下卷）[C]. 北京市社会科学界联合会、北京师范大学，2008。

其按规定提取的医疗经费只能应付一般疾病的开支，若是遇到危急的大病、重病，在巨额医疗费用面前，不但无法保证职工进行正常医疗，而且还会危及企业生存与发展。"大病医疗统筹"对这一难题提供了一种比较容易操作的解决思路。这种做法经过初步总结完善，由劳动部印发简报介绍出来不久，就被四川、河北等地的劳动部门在区、县一级或行业总公司之内运用推行起来。随其社会化色彩逐步加强，这种办法所显示出的作用和生命力也愈加明显。①②

1987 年 10 月，卫生部、财政部联合召开了首次公费医疗管理工作经验交流会，但当时只是把重点放在加大管理改革力度上。与劳保医疗的社会化取向相比，两者的不同步显而易见。地方上陆续建立的一些公费医疗管理机构，其职责定位在于加强对公费医疗制度的管理，其所能做的主要是尽可能地维系制度的继续运行。但这时维持原有体制的代价已经日益高昂。卫生部、财政部于 1988 年 3 月首次组织了以大区为单位的全国性的公费医疗联审互查工作。这实际上表明此时已经需要动用最强悍的行政手段来维系运行了。③④

1988 年 3 月 25 日，时任代总理李鹏在政府工作报告中提出："要加快社会保障制度的改革，建立和健全各类社会保险制度，进一步发展社会福利事业，继续做好优抚和救济工作，逐步

---

① 杨健敏. 职工医疗保障制度变迁的轨迹（中）[J]. 中国社会保险，1998（7）：9 – 11。

② 李晓蕊，邹长青. 改革开放以来城市社会医疗保障体系演进 [J]. 人民论坛，2006（3）：161 – 163。

③ 宋晓梧. 建国 60 年我国医疗保障体系的回顾与展望 [J]. 中国卫生政策研究，2009，2（10）：6 – 14。

④ 熊先军. 中国医疗保险制度的前世今生 [EB/OL]. （2016 – 09 – 26）http：//www. sohu. com/a/115127182_456062。

形成具有中国特色的社会保障制度。"① 同时，国务院专门成立了由8个部门参加的医疗制度改革研讨小组，并在卫生部设立了办公室。当年7月，研讨小组拿出了《职工医疗保险制度改革设想（草案）》，提出医疗费用由国家、单位、个人三方合理负担，职工看病少量自负医药费，公费与劳保医疗同步改革，逐步建立社会医疗保险制度。同时，设计了试点方案和过渡方案，准备采取"点面结合"的办法推进改革。②

第三阶段（1989年3月—1993年11月）。在此阶段，中央政府开始出面领导推动改革，在增强医院管理改革的同时，准备通过直接组织医改试点，探索建立社会医疗保险制度。

1989年3月4日，国务院发文批转了《国家体改委1989年经济体制改革要点》（国发〔1989〕24号）。在这份文件中，国家正式确定在丹东、四平、黄石、株洲4市进行医疗保险制度改革试点，在深圳、海南进行社会保障制度综合改革试点。文件发布后，四个单项试点城市由于大环境、经济条件以及管理体制等诸多主客观原因，并没能按原有设想创造出值得推广的经验。此后到1992年5月，体改、卫生、劳动、财政四部委还曾召集4个试点市的有关领导在四平参加全国医疗保险制度改革研讨会，但因推进公费和劳保医疗一体化的改革需要面对诸多障碍，其难度无法正视，四市作为试点最终还是流产了。③

与此同时，为反映社会保障与市场经济的关系，作为特区的

---

① 1988年国务院政府工作报告［EB/OL］.（2006 - 02 - 16）http：//www. gov. cn/test/2006 - 02/16/content_200865. htm。

② 杨健敏. 职工医疗保障制度变迁的轨迹（中）［J］. 中国社会保险，1998（7）：9 - 11。

③ 熊先军. 中国医疗保险制度的前世今生［EB/OL］.（2016 - 09 - 26）http：//www. sohu. com/a/115127182_456062。

海南和深圳对综合改革试点都采取了积极推进的姿态。两地当年即成立了改革领导小组，并分别于 1991 年底和 1992 年 8 月成立社会保障局、社会保险局与医疗保险局。建局的同时，两地政府都颁行了自行制定的有关医疗保险的行政规章。尽管这两个规章不久就被更加深化成熟的法规所代替，而深圳的两个局也归并为一个局，但其中所体现出的公费与劳保医疗一体化改革的思路及其实践，仍可看作是这一阶段取得的颇具先导性的试验成果。[①]

　　这一阶段，卫生部和财政部继强化行政手段之后，又于 1989 年 8 月联合颁发了《公费医疗管理办法》。[②] 这是自解放初期的法规发布以来，又一个内容较为完整全面的管理办法。虽然这仍是一种大包大揽的传统模式，但其中对公费开支和自费范围分别做了较为详尽的规定，对享受范围所做规定更为详细。用一个新的部门规章代替原有的法规，表明原有制度已经很难正常运行，亟需一个更能适应新形势、新情况的行政规章来维持运转，也说明在现有管理体制下对公费医疗作根本性变革的时机还不成熟。第二年 8 月，两部又联合召开了第二次全国公费医疗管理工作经验交流会。

　　相对于公费而言，对于劳保医疗的改革在这一阶段更具实质性、更有代表性。其间，劳动部一方面转发文件要求加强管理，严格控制医疗费，另一方面连续多次召开全国部分省市劳保医疗制度改革工作座谈会和企业劳保医疗制度改革经验交流会。1992 年 3 月 19 日，劳动部所拟定的有关企业职工医改的两个征求意见稿，交各地进行修改完善。1992 年 9 月 7 日，正式出台的《关于

15

---

　　① 宋晓梧. 建国 60 年我国医疗保障体系的回顾与展望［J］. 中国卫生政策研究，2009，2（10）：6 - 14。

　　② 卫生部政策法规司，中国医学科学院卫生政策与管理研究中心. 卫生改革发展重要文件选编（1978—2008）［C］.（内部资料）。

试行职工大病医疗费用社会统筹的意见》，通过规范化办法把这项改革推向了一个新高度。此后，这项改革显示了较强的生命力和适应性，实施的范围逐步从县市到地级市乃至大城市，其在全国的稳步发展为进一步深化医改打下了相当坚实的基础。①

这一阶段，为增强部门间的合力，国务院办公厅于1992年5月4日发出《关于进一步做好职工医疗制度改革工作的通知》（以下简称《通知》），决定成立由8个部门组成的医疗制度改革小组，负责推进和指导全国医改工作。该《通知》明确由体改委抓全面，卫生和劳动两部分别负责研究、提出公费和劳保医疗改革方案。用正式发文成立的改革小组代替原来的研讨小组，由一体化改革设计又回到分别提出改革方案，表明探索建立有中国特色的职工医疗保障制度的进程绝非一帆风顺。②

此后，卫生部于1992年5月21日成立了公费医疗制度改革领导小组，下设了全国公费医疗管理与改革办公室，同时，下发了《关于加强公费医疗制度改革试点工作的通知》。劳动部也于1993年10月8日印发了《关于职工医疗保险制度改革试点的意见》（以下简称《意见》）。《意见》在原试行大病统筹的基础上对统筹基金作了修正，提出变单一的大病统筹基金为个人专户金、单位调剂金和大病统筹金三金组成的医疗保险基金。

这个时期的变革，极大地动摇了传统的劳保和公费医疗制度。尽管新的医疗保险制度轮廓还未露出水面，但改革传统制度、建立新型医疗保障制度已逐渐成为共识。因此，虽然从传统体制到新型体制的过渡时期稍显过长，但若没有在这种过渡中的

---

① 李晓蕊，邹长青．改革开放以来城市社会医疗保障体系演进［J］．人民论坛，2006（3）：161－163。

② 杨健敏．职工医疗保障制度变迁的轨迹（中）［J］．中国社会保险，1998（7）：9－11。

分化变形和萌动积聚，新时期的改革可能还要更加艰难。①②

这一阶段，正是我国从计划经济向市场经济转型的过渡时期，原有的医疗保障制度安排已经与经济体制改革不相适应，公费医疗与劳保医疗制度改革滞后，单位承担职工医疗费用支出，负担过重，影响企业生存和发展，"单位人"不利于劳动力流动，劳保医疗和公费医疗差异较大，城市就业人口内部出现双轨制。新的经济体制对原有的医疗保障制度提出严峻挑战。由国家出资、以单位管理为特色的劳保和公费医疗不适应职工从"单位人"到"社会人"的转变。此时，尽管对于改革公费医疗和劳保医疗制度的必要性已经达成共识，但如何改革仍在积极探索中，部分地区已经出现了星星之火，新的医保制度已经处于萌芽状态。

三、新制度框架成型期（1994—2008 年）

自 1993 年 11 月党的十四届三中全会通过《关于建立社会主义市场经济体制若干问题的决定》（以下简称《决定》）起，职工医疗保障制度的变迁进入了一个新的时期。社会主义市场经济体制的改革目标确定之后，社会保障被确立为社会主义市场经济体制的重要支柱之一，而列入主要改革项目，医疗保险与养老保险、失业保险一起也被列为国企配套改革的重要内容。同时，《决定》明确提出了要建立由单位和个人共同负担、实行社会统筹与个人账户相结合的社会医疗保险制度，从而开始了由中央直接组织推进、从根本上进行制度创新、以建立医疗社会保险制度

17

---

① 曹静. 社会公平正义视角下的我国基本医疗保险制度改革历程分析［J］. 社会保障研究，2019（1）：26 – 32。

② 徐道稳. 中国医疗保障制度历史考察与再造［J］. 求索，2004（5）：113 – 115。

为主干、重构职工医疗保障新体制的医改历程。

由于按照《决定》的确定的基本原则构建起的新型社会医疗保险制度会与传统的职工医疗保障有着"质"的区别，因此，《决定》的发布标志着我国医疗保险制度进入了新旧体制更替转换时期。这其中，从开始进入1998年下半年国务院发布医改新文件时止，可以看作是这一时期的第一阶段，这一阶段，是制度创新的试验阶段。此后开始进入这一时期的第二阶段，这一阶段为新制度的创建奠基阶段。

在第一阶段，国务院通过直接组织开展医改试点进行了医疗保险制度创新的试验，并以医改试点中总结出来的原则推动了全国的医改步伐。《决定》发布以后，国家体改委、财政部、劳动部、卫生部会同有关部门开始着手制定试点指导意见，并准备选择已有较好大病统筹工作基础的江苏镇江和江西九江两市作为医疗保险制度探路者，先期进行改革试点。1994年4月11日至14日，在镇江召开部署医改试点会议。会上，有关部委领导与两市有关方面充分交换了意见，会后，两市根据四部委起草的《关于职工医疗制度改革的试点意见》（以下简称《试点意见》）的基本精神，开始了改革方案的调研设计工作。《试点意见》经国务院批准也于4月14日正式发出。依据《决定》所确立的基本原则制定的这份《试点意见》对如何构建新型体制下职工医疗保险费用的筹措机制、个人账户与社会统筹医疗基金的运行机制、医患双方的费用约束机制，均作了明确和具体的规定。

随着"两江"方案的正式实施，我国城镇职工医疗保险制度进入了制度创新的试验阶段。"两江"试点启动后，有关部委先后于1995年6月和1996年1月对"两江"试点推进状况进行了半年和一年总结。总结认为，"两江"试点取得了很大成绩：基本实现了医改的预期目的；统账结合的职工医疗保险制度初步建立起来，广大职工的基本医疗得到了更好的保障，有效地遏制了医疗费用增长过快的势头，推进了医院内部的各项改革。由此，"两江"模式被迅速推崇为全国医改的主导思路，并准备以其作为基本参照物来扩大试点，以完善医改方案，为在全国推广奠定基础。①② 从此，"两江"方案、"两江"模式、"两江"经验在全国成为典范。"两江"方案的基本内容包括：在实施范围上，基本覆盖了城镇劳动者。在费用收缴上，由用人单位和职工按规定比例共同缴纳，单位按上年度实发工资总额与离退休金总额之和的10%缴纳，其中的50%与职工个人按本人工资总额1%缴纳的费用一起记入个人账户，专款专用。此账户中的本金利息归个人所有，其结余额可以结转使用和继承。单位缴纳的另外50%记入社会统筹基金账户（或称共济账户），由社会保险机构集中统一调剂使用。在待遇支付上，职工就医，费用先从个人账户上支付，不足支付时，再由职工自付，自付费用超过其年工资收入5%以上的，由统筹基金支付，但个人仍要根据分段累减的原则负担一定比例。此外，在待遇支付、费用结算方式、医改的推进与管理等方面分别还有些规定。③

一年总结之后，在总结"两江"经验基础上起草的《关于职工医疗保障制度改革扩大试点的意见》（以下简称《意见》）于4月4日获得总理办公会的原则通过。该《意见》中明确了国务院设立医改试点领导小组，下设办公室放在体改委，财政部、劳动部和卫生部派员参加。各地要按照《意见》确立的目标和原则，力争用半年时间制定出试点城市改革实施方案，报领

---

① 本刊编辑部. 职工医疗保障制度变迁的轨迹（下）[J]. 中国社会保险，1998（8）：19-21。

②③ 熊先军，董晓莉. 职工基本医疗保险制度改革回顾与展望[J]. 时事报告，1998（8）：24-31。

导小组备案；1996 年年底前试点要正式启动。①

1996 年 4 月，国务院办公厅转发了国家体改委、财政部、劳动部、卫生部四部委《关于职工医疗保障制度改革扩大试点的意见》（国办发〔1996〕16 号），进行更大范围的试点。根据统一部署，1997 年医疗保障试点工作在全国范围内选择了 58 个城市，至 8 月初，已有 30 多个城市启动医改扩大试点。截至1998 年底，全国参加医疗保险社会统筹与个人账户相结合改革的职工达 401.7 万人，离退休人员达 107.6 万人，该年的医疗保险基金收入达 19.5 亿元。到 1999 年被确定为试点地区的 58 个城市已全部开展了试点工作。②

试点扩展工作进度迟缓，一个重要的影响因素是，在"两江"试点全力推进的同时，许多地区进行着各有特色的制度创新探索。如海南探索的个人账户与共济基金分开使用、分开运行、分开管理的"双轨"分道走模式，深圳的"三制分流"基础上的"大账户、小统筹"模式，青岛等地的"三金"模式，成都市高新技术开发区的"复合型"模式，广西平南县的"三层次"模式等。北京、上海、成都等市相继实施了大病医疗费用社会统筹以及住院医疗保险。大病统筹与住院保险其实质在于"小病分流、大病统筹"，因此其设计思想、目标及受益规则如出一辙。这种结合本地实际和企业现状对医疗保险的探索既是对主流的统账结合模式及其方式的一种突破和超越，同时也是在"抓大（病）放小（病）"思路上对原有大病统筹改革探索的一种发展和升华。③

1997 年 1 月 15 日，中共中央、国务院下发了《关于卫生改

①②③　中国社会保险编辑部．职工医疗保障制度变迁的轨迹（下）［J］．中国社会保险，1998（8）：19 - 21。

革与发展的决定》（中发〔1997〕3号，以下简称《决定》），明确提出："改革城镇职工医疗保障制度，建立社会统筹与个人账户相结合的医疗保险制度，逐步扩大覆盖面，为城镇全体劳动者提供基本医疗保障。保障水平要与社会生产力发展水平以及各方面的承受能力相适应。保障费用由国家、用人单位和职工个人三方合理负担。职工社会医疗保险实行属地管理。"该《决定》提出，在搞好试点工作的基础上，"基本建立起城镇职工社会医疗保险制度，积极发展多种形式的补充医疗保险"。

　　1998年3月，国家劳动与社会保障部成立，表明传统的部门分割管理体制的终结和中央统一管理体制的形成，标志着医保制度改革真正被列入改革日程。1998年12月，国务院召开全国医疗保险制度改革工作会议，出台了《国务院关于建立城镇职工基本医疗保险制度的决定》（国发〔1998〕44号），这标志着实行了将近半个世纪的公费医疗和劳保医疗制度被新的职工基本医疗保险所取代。该文件明确了医疗保险制度改革的目标任务、基本原则和政策框架，要求1999年在全国范围内建立覆盖全体城镇职工的基本医疗保险制度。以这一文件的发布为标志，中国城镇职工医疗保险制度的建立进入了全面发展阶段。

　　随着城镇职工医保制度的出台，国家有关部门陆续颁布了若干配套政策，对定点医疗机构、基本医疗用药范围、基本医疗保险支付标准、定点零售药店等方面进行了规定。

　　为保证基本养老保险费、基本医疗保险费和失业保险费的征缴顺利进行，国务院于1999年1月发布了《社会保险费征缴暂行条例》（以下简称《条例》）。该《条例》中明确规定了基本医疗保险费的征缴范围和筹资来源。同年年中，为实现社会保障类基金良性运行、维护参保者的合法权益，财政部、劳动和社会保障部还印发了《社会保险基金财务制度》（财社字〔1999〕60号）以规范社会保障类基金的管理，约束政府相关部门的管理行为，提升经办机构的管理水平。

随后，我国城镇职工基本医疗保险逐步扩大人群覆盖面，军人、关停破产企业退休人员和困难企业职工、部分行业的产业工人、公有制企业职工和灵活就业人员逐步被纳入基本医疗保险的覆盖范围。

1999年，国务院办公厅和中央军委办公厅联合发布了《中国人民解放军军人退役医疗保险暂行办法》（国办发〔1999〕100号），并规定国家实行军人退役医疗保险制度，设立军人退役医疗保险基金，对军人退出现役后的医疗费用给予补助。1999年劳动和社会保障部发布了《关于铁路系统职工参加基本医疗保险有关问题的通知》（劳社部发〔1999〕20号），引导铁路系统职工由原来的劳保医疗制度向社会医疗保险转变。

随着国有企业的改革，如何解决下岗工人的医疗保障问题成为影响社会稳定的重要问题。劳动和社会保障部将灵活就业人员缴纳的医疗费纳入统筹地区基本医疗保险基金统一管理。灵活就业人员纳入基本医疗保险，一方面扩大了基本医疗保险的覆盖面，使得更多的人群受益，另一方面减轻了经济体制改革的障碍，维护了社会稳定。

2003年劳动和社会保障部发布《关于进一步做好扩大城镇职工基本医疗保险覆盖范围工作的通知》，要求在坚持权利和义务相对应原则的基础上，将城镇符合参保条件的用人单位和职工纳入基本医疗保险范围，大中城市参保率要达到60%以上，其中直辖市和省会城市要达到70%以上，其他城市也要在2002年参保人数的基础上有所突破，统筹地区的参保人数要达到50%以上。对只有部分缴费能力的单位，可按照先建立统筹基金、暂不建立个人账户的办法，纳入基本医疗保险范围。[①] 劳动和社会保障部于 2003 年 5 月出台了《关于城镇职工灵活就业人员参加医疗保险的指导意见》（劳社厅发〔2003〕10 号），将城镇灵活就业人员纳入职工医疗保险的覆盖范围。

根据国有企业改革的进程，混合所有制、非公有制企业发展的新情况，劳动和社会保障部于 2004 年 5 月出台了《关于推进混合所有制企业和非公有制经济组织从业人员参加医疗保险的意见》（劳社厅发〔2004〕5 号），将混合所有制企业和非公有制经济组织从业人员以及农村进城务工人员纳入医疗保险范围，客观上扩大了基本医疗保险的覆盖面。从 2006 年开始，城镇职工基本医疗保险制度又将农民工纳入覆盖范围。2006 年 3 月 27 日，国务院出台了《国务院关于解决农民工问题的若干意见》（国发〔2006〕5 号），提出要积极稳妥地解决农民工社会保障问题。2006 年 5 月，劳动和社会保障部发布了《关于开展农民工参加医疗保险专项扩面行动的通知》（劳社厅发〔2006〕11 号），提出"以省会城市和大中城市为重点，以农民工比较集中的加工制造业、建筑业、采掘业和服务业等行业为重点，以与城镇用人单位建立劳动关系的农民工为重点，统筹规划，分类指导，分步实施，全面推进农民工参加医疗保险工作"。

这一时期，随着我国经济社会转型、财政体制改革、医疗体制改革、现代企业制度建立以及我国经济所有制结构发生变化，我国城镇职工基本医疗保险制度经历了艰难、复杂的转型与重构。职工医疗保险制度改革既取得了众多成功经验，也在改革过程中出现了一些新的问题和教训。

---

① 宋晓梧. 建国 60 年我国医疗保障体系的回顾与展望 [J]. 中国卫生政策研究，2009，2（10）：6 - 14。

一方面，中国的社会保障改革是在十分复杂的国内国际背景下进行的。中国自 20 世纪 80 年代前后进入经济改革、对外开放与社会转型时期，思想解放运动在守旧僵化与开拓创新的激烈碰撞中前行，高度集中的计划经济体制与充分利用市场机制的新经济政策在激烈较量中此消彼长，传统的城乡分割分治具有平均主义色彩的利益格局，地区之间、城乡之间、社会分化中形成的不同群体之间因利益分化而呈现出来的差距、失衡等，都决定了这场涉及十几亿人口的深刻社会变革与经济社会转型的异常复杂性，医疗保障作为其中的一个重要方面，不可避免地在这样复杂的国内背景下成为利益分配格局调整的一个焦点。①

另一方面，影响中国医疗保障改革与制度建设的因素异常复杂。中国的医疗保障改革的直接原因是经济体制变革使其丧失了原有的单位（集体）保障制下的组织基础与经济基础，是制度外部的原因直接促使制度变革；同时，原有的社会保障制度自身也存在着诸多缺陷，但经济改革显然是主要的因素。这种制度内外的双重挤压，迫使改革必须进行，但也决定了医疗保障改革必然地超出这一制度变革可以控制的范围，它在改革实践中往往要受制于许多外在因素，如医疗卫生体制、医药流通体制的深刻影响等。①

在复杂的经济社会背景下，我国采取了渐进改革的方式与策略来推动医疗保障制度改革，渐进式改革表现在医疗保障改革不是立即以新制度取代旧制度，而是新、旧制度并存，从而形成了双轨甚至多轨并行的格局，新制度在实践中逐渐替代原有制度，经历着此消彼长的过程。原有的劳保医疗、公费医疗与改革后的

① 郑功成. 从国家—单位保障制走向国家—社会保障制——30 年来中国社会保障改革与制度变迁 [EB/OL]. (2013-10-26) http://www.cssn.cn/shx/shx_shf-lybz/201310/t20131026_584145.shtml。

职工基本医疗保险并行过一段时期，职工基本医疗保险才逐渐替代原有的劳保医疗与公费医疗。

这段时期，我国医疗保障改革同时发生异常深刻的革命性变革，从医疗保障观念到制度结构、责任承担方式、财务模式以及与其他政策系统的关系，总体上几乎重塑了整个医疗保障制度体系。

这一时期，伴随着我国由计划经济向市场经济转型，我国的医疗保障制度逐步从国家—单位保障制走向国家—社会保障制。从医疗保障制度的整体转型，到越来越多的城乡居民受惠于新型医疗保障制度，许多事实都证明了中国医疗保障制度改革取得了巨大成就。一是实现了国民社会保障观念从单纯依靠国家到接受责任分担的革新。从完全依靠国家和单位的公费医疗和劳保医疗，到现在高度认可需要承担责任，是国民社会保障观念的一个巨大的进步，这种观念的革新，事实上为医疗保障制度走向保障责任合理分担、实现制度理性发展奠定了良性的思想基础，同时也扫除了制度变革最重要的观念障碍。二是实现了新旧制度的整体转型，城镇职工基本医疗保险的基本框架已经确立。三是医疗保障制度改革的实践效果明显，越来越多的城乡居民受惠于新型医疗保障制度。①

1998 年的《国务院关于建立城镇职工基本医疗保险制度的决定》国发〔1998〕44 号，首次提出了"基本医疗保险"的概念，表明政府只对医疗保障承担有限责任，这相比于公费医疗和劳保医疗制度是一项重大的理论突破，改变了"近 50 年雇主全

25

---

① 　郑功成. 从国家—单位保障制走向国家—社会保障制——30 年来中国社会保障改革与制度变迁〔EB/OL〕. （2013 – 10 – 26）http：//www. cssn. cn/shx/shx_shflybz/201310/t20131026_584145. shtml。

面保障制度"的思想禁锢。① 城镇职工基本医疗保险制度的建立，助推了我国社会主义市场经济改革与转型，实施社会统筹，推动职工从"单位人"向"社会人"转变，促进了人员双向流动，增强了企业活力，缩小了就业人群之间的医疗保障待遇差距②；更加难能可贵的是，制度新建过程，取消了机关事业单位人员和企业人员的差异，避免了就业人员内部医疗保障制度的双轨制（与养老保险制度改革相比，这是巨大的成功）。自 1999年以来，城镇职工基本医疗保险制度覆盖人数逐年增加，截至 2008 年底，覆盖人数达 18020 万人，其中在职职工 11580 万人，退休人员 4152 万人（详见表 1 - 2）。

表 1 - 2　　　　　　1999—2008 年我国城镇职工基本
医疗保险制度覆盖人数

年份	覆盖人数合计（万人）	职工数（万人）	退休人员数（万人）
1999	593.9	469.8	124.1
2000	4332	—	—
2001	7286	5471	1815
2002	9400	6926	2474
2003	10902	7975	2927
2004	12404	9045	3359
2005	13783	10022	3761
2006	15732	11580	4152
2007	18020	13420	4600
2008	19996	14988	5008

资料来源：1999—2007 年度《劳动和社会保障事业发展统计公报》、2008 年度《人力资源和社会保障事业发展统计公报》。

① 葛延风，贡森，等．中国医改问题·根源·出路［M］．北京：中国发展出版社，2007。

② 李晓蕊，邹长青．改革开放以来城市社会医疗保障体系演进［J］．人民论坛，2006（3）：161 - 163。

　　但 1994 年启动的城镇职工基本医疗保险试点，毕竟是以配合国有企业改革为目的的改革，并不是真正意义上的以完善医保制度为目标的改革，改革比较仓促，改革方案没有进行充分论证，也给后来的改革带来了隐患。如将家属从原来的劳保医疗和公费医疗制度中剥离，降低了医保制度的人群覆盖率。国家卫生服务调查结果显示，1993 年，城市居民被公费医疗和劳保医疗覆盖的比例达 53.5%（分别为 18.2%、35.3%），1998 年降至 38.9%（分别为 16.0%、22.9%），2003 年，城市居民有 39.0% 被职工医保、公费医疗和劳保医疗覆盖，2008 年，城市居民被职工医保、公费医疗覆盖的比例为 47.2%，依然低于职工医保制度改革前 1993 年的比例（详见表 1－3）。职工医保制度实施后，企业医院和医务室的作用弱化，"守门人"制度基本消失，医保制度改革单兵突进，没有与医疗服务体系协同推进。个人账户的设立，以及职工医保筹资中的个人与单位的缴费比例设置，都未经过严密的论证，为后来的医保制度改革带来了较大的困扰。

表 1－3　1993—2003 年我国城市居民医疗保障覆盖比例

保障类别	1993 年	1998 年	2003 年	2008 年
城镇职工医保	—	—	30.4	44.2
城镇居民医保	—	—	—	12.5
公费医疗	18.2	16.0	4.0	3.0
劳保医疗	35.3	22.9	4.6	—
合作医疗	1.6	2.7	6.6	9.5
其他社保	17.4	10.9	4.0	2.8
纯商业保险	0.3	3.3	5.6	
自费	27.3	44.1	44.8	28.1

　　资料来源：第一、二、三、四次《国家卫生服务调查报告》。

27

这一阶段存在的主要问题是：理论上明确了社会保障制度是社会主义市场经济的一个独立的子体系，实际工作中却仍然延续以搞活国有企业为中心环节的改革路径，仍然把包括医疗保险在内的社会保障制度改革作为国有企业改革的配套措施。在当时的历史条件下这是正确的，但在医疗保险领域长期坚持国有企业改革中心论难免产生以下弊端：政府以及各方面的注意力主要集中在国有企业职工身上，对城镇其他人员关注不够，造成城市中不同人群基本保障待遇不平等。例如，在研究医疗保险制度改革时，企业职工家属的问题都放到下一步考虑，城镇居民的医疗保险更难提上议事日程了。①②③

第二节 新医改前的合作医疗制度的变迁

根据发展阶段和筹资特点，我国的合作医疗可以分为传统的合作医疗（1955—2002 年）和新型农村合作医疗两个阶段（2003—2016 年）。

一、传统合作医疗时期

中华人民共和国成立初期，我国农村卫生条件非常落后，农村地区普遍存在缺医少药问题，严重影响了农民的身体健康和农

---

① 宋晓梧．中国社会体制改革 30 年回顾与展望 ［M］．北京：人民出版社，2008。

② 宋晓梧．改革：企业·劳动·社保 ［M］．北京：社会科学文献出版社，2006。

③ 宋晓梧．建国 60 年我国医疗保障体系的回顾与展望 ［J］．中国卫生政策研究，2009，2（10）：6 – 14。

业生产。在医疗保障制度建设方面，公费医疗制度和劳保医疗制度逐渐覆盖城镇地区机关事业单位和企业职工及其家属，而农村地区缺乏相应的医疗保障制度安排。

中华人民共和国建立以后，我国农村逐步开展农业合作化运动，将以生产资料私有化为基础的个体农业经济逐步改造成以生产资料公有制为基础的农业合作经济。"合作医疗制度是随着农业互助合作化运动的兴起而逐步发展起来的。"当时，一些地区农村的干部、群众，为改变缺医少药的状况，开始探索一种互助性质的医疗形式：由社员群众和集体筹集一定的资金，社员看病的药费由生产大队统一支付或给与一定比例的报销；基层医疗人员的报酬采取由生产大队记工分的方式解决，参与集体收益分配和口粮分配（一般相当于一个中等劳动力的收入）。医生有病人就行医，无病人则参加农业劳动，农忙时还在田间地头巡诊。

我国农村正式出现具有保险性质的合作医疗保健制度，是在农业合作化高潮的 1955 年，其标志是山西高平、四川内江、河南正阳、山东招远、湖北麻城等地的农村出现了一批由农业生产合作社举办的保健站。最早实行"医社结合"、建立合作医疗保健制度的是山西省高平县米山乡。1953 年，在农业合作化运动中，米山乡的 3 家私人药铺和 10 个民间医生自愿组合，创办了高平县第一个联合诊所。1955 年 5 月 1 日，在有关部门的大力支持下，在联合诊所的基础上，米山乡联合保健站挂牌成立。当地的乡人民委员会（乡政府）统一领导保健站，农业生产合作社、农民和医生共同集资兴建，日常经费来自农民交纳的"保健费"、从农业社提取的 15% —20% 的公益金和医疗收入（主要是药费）；每个农民每年自愿缴纳 2 角钱的"保健费"，即可享受预防保健服务，患病就诊免收门诊费、出诊费、挂号费、手术费；保健站挂签治病、巡回医疗，医生分片负责村民的卫生预防医疗；保健站的工作人员"专任兼职"，实行"三土上马"（土医、土药、土方）、"四自创业"（自种药、自采药、自制药、自用药），发挥中国传统医药的优势，减轻集体经济的负担；采取记工分与支付现金相结合的办法解决医生的报酬。[1][2][3]

1955年冬，山西省人民委员会和卫生部相继对米山乡的经验进行调查总结并给予充分肯定，认为这种组织形式和制度安排为农村的预防保健工作建立了可靠的社会主义组织基础。由于卫生部的肯定，米山乡的做法在全国部分地区得到推广。到1956年底，全国农村共办起了2万多个集体保健站，农村居民预防保健和基本医疗服务的费用得到部分分担。[4]

1958年以后，随着人民公社化运动的开展，依托集体经济组织的农村卫生服务网络迅速建立，农村地区逐步建立了县、乡、村三级医疗卫生网。这一时期，虽然农村医疗卫生机构实行有偿服务，但其医疗服务价格和药品价格均受到国家的严格控制，执行的价格均低于成本价格，政府和集体经济对差额部分、房屋、设备等基础设施建设和人员工资给予一定的补助。这种对医疗服务和药品低价格的管制，使得多数农村居民都能够负担得起基本医疗卫生服务所需费用，也为合作医疗制度以较低的筹资水平购买医疗服务提供了重要基础。

1959年，山西省稷山县翟店公社太阳村开始实行社员每人每年缴2元保健费、不足部分从公益金中补助的"大家集资，

---

① 宋士云. 1955—2000年中国农村合作医疗保障制度的历史考察［J］. 青岛科技大学学报（社会科学版），2007，23（3）：60－66，75。

②④ 夏杏珍. 农村合作医疗制度的历史考察［J］. 当代中国史研究，2003（5）：110－118。

③ 曹普. 人民公社时期的农村合作医疗制度［J］. 中共中央党校学报，2009，13（6）：78－83。

治病免费"的合作医疗制度。同年 11 月，卫生部在稷山县召开全国农村卫生工作现场会议。与会代表一致认为："根据目前农村地区的生产发展水平和群众觉悟等实际情况，以实行人民公社社员集体保健医疗制度为宜，即各地所说的'保健费'办法或'合作医疗'，每年由社员缴纳一定的保健费，看病只需交药费和少量挂号费，在可能的范围内，由公社、生产队的公益金补助一部分。实行这种制度，对于开展卫生预防、保障社员看病能及时治疗，和巩固公社的医疗卫生组织，都较为有利。"会后，卫生部党组向中央上报《关于全国农村卫生工作山西稷山现场会议情况的报告》及其附件，在报告和附件中提出：关于人民公社的医疗制度，目前主要有两种形式，一种是谁看病谁出钱，另一种是实行人民公社社员集体保健医疗制度。1960 年 2 月，中共中央转发了这份报告及其附件，并指出："报告及其附件很好"，要求各地参照执行。这是"合作医疗"一词第一次出现在中央文件中。此后，"合作医疗"逐渐成为我国农村医疗保障制度的主要指代名称。在各级党委和政府的推动下，合作医疗制度迅速发展，1958 年全国仅有 10% 的生产大队（行政村）举办了合作医疗，1960 年就覆盖了 32% 的生产大队，到 1962 年则覆盖了 46% 的生产大队。[①]

　　尽管合作医疗制度迅速发展，但随后受到当时"左倾"错误思想的影响，出现了较为冒进的做法，对合作医疗制度的发展产生不利影响。一些地区尽管农民个人缴费水平和集体补助相对较低，但盲目提高补偿比例，部分地区甚至实行"看病不要钱"，使得合作医疗入不敷出，"春办秋黄"现象时有发生，影

31

---

　　① 夏杏珍. 农村合作医疗制度的历史考察 [J]. 当代中国史研究，2003（5）：110 – 118。

响了合作医疗制度的可持续发展。加之1960年左右的自然灾害，对国民经济造成很大影响，中央对国民经济实行"调整、巩固、充实、提高"的方针，农村医疗卫生工作也随之调整，一些地方压缩以公社卫生院（所）为主的农村基层医疗卫生机构，重新恢复医生集体举办的联合诊所，并允许医生个人开业，实行看病收费、独立核算、自负盈亏。这些措施虽然有助于增强农村基层医疗卫生机构的活力、减轻国家和集体的经济负担，但也使合作医疗制度失去了赖以运行的经济基础，影响了合作医疗制度的发展。到1964年，合作医疗制度在全国的生产大队（行政村）覆盖率下降到30%以下。

农村卫生工作的变化引起了时任国家主席毛泽东的注意，1965年6月26日，毛泽东主席明确指示："把医疗卫生工作的重点放到农村去。"① 随着集体经济的恢复和农村服务的能力的增强，合作医疗制度快速发展。1965年9月21日，中央批转了卫生部党委向中央提交的《关于把卫生工作的重点放到农村的报告》（中发〔65〕586号），报告指出："农村公社卫生组织，目前存在三种形式：国家办，公社、大队办和医生集体办。医生集体办的占多数，问题也最多，以逐步走向社队举办为宜"，从而规范和调整了农村基层卫生机构的所有制问题，重新恢复了合作医疗制度所依赖的医疗服务供给体系。同时，在当时特殊的时代背景下，国家通过政治运动的形式把卫生资源配置的重点放到农村，大批医学院校毕业生和城市医务人员被下放到农村，医疗器械、设备也主要调拨到农村。这些措施，使得农村医疗卫生机构、卫生人才队伍和服务提供能力均达到了历史高峰，农民的基

---

① http://history.people.com.cn/n1/2018/0123/c372327-29781514.html.

本医疗卫生服务可及性得到明显改善。①②③④

　　1968 年 12 月 5 日，经毛泽东批示同意，《人民日报》在头版头条发表了题为《深受贫下中农欢迎的合作医疗制度》的调查报告，介绍了湖北省长阳县乐园公社的合作医疗制度建设经验。这一事件又一次唤醒了各地开展合作医疗的热情，制度迅速铺开，在 20 世纪 70 年代末，合作医疗达到高峰，覆盖了 90% 的村庄，为中国农民获得基本医疗服务提供了重要保障⑤⑥；创造了世界卫生史上的"中国奇迹"，被世界银行和世界卫生组织誉为"发展中国家解决卫生经费的唯一范例"⑦⑧。

　　1978 年，第五届全国人民代表大会第一次会议将"合作医疗"正式写入《中华人民共和国宪法》，确立了其作为农村基本医疗保障制度的地位。到 1979 年，合作医疗制度在全国的村庄覆盖率达到 90% 以上，传统的合作医疗制度发展达到第一次高潮。⑨

　　①　夏杏珍. 农村合作医疗制度的历史考察 [J]. 当代中国史研究，2003（5）：110 - 118。

　　②　宋士云. 1955—2000 年中国农村合作医疗保障制度的历史考察 [J]. 青岛科技大学学报（社会科学版），2007，23（3）：60 - 66，75。

　　③　曹普. 人民公社时期的农村合作医疗制度 [J]. 中共中央党校学报，2009，13（6）：78 - 83。

　　④　江宇. 论中华人民共和国前 30 年的社会保障 [J]. 社会保障评论，2018，2（4）：125 - 134。

　　⑤　FENG X，TANG S，BLOOM G，et al. Cooperative medical schemes in contemporary rural China [J]. Social Science and Medicine，1995（41）：1111 - 1118。

　　⑥　LIU Y，HSIAO W，LI Q，et al. Transformation of China's health care financing [J]. Social Science and Medicine，1995（41）：1085 - 1093。

　　⑦　张德元. 农村医疗保障出路何在 [J]. 经济学家，2003（3）：8 - 11。

　　⑧　世界银行. 中国：卫生模式转变中的长远问题与对策 [R]. 北京：中国财政经济出版社，1994。

　　⑨　周寿祺. 探寻农民健康保障制度的发展轨迹 [J]. 国际医药卫生导报，2002（6）：18 - 19。

1979 年 12 月，卫生部、农业部、财政部等部委联合下发了《农村合作医疗章程（试行草案)》，对农村合作医疗制度进行了规范。①

党的十一届三中全会以后，为了克服人民公社制度上的各种弊端，我国进行了广泛、深入的农村改革。1982 年以后，农村地区普遍实行联产承包责任制，建立集体统一经营与农户分散经营相结合的农业经营管理体制，农民家庭获得了生产经营的自主权。与农村经营管理体制的变化相适应，1983 年 10 月，中共中央、国务院发布了《关于实行行政社分开建立乡政府的通知》（中发〔1983〕35 号）。按照这一文件要求，各地重新建立乡级人民政府，同时在村级建立村民委员会取代生产大队，村委会下设村民小组取代生产队，结束了人民公社时期政社合一的管理体制。同时，国家采取多种措施扩大全民所有制卫生机构的经营自主权，鼓励社会各方力量（包括医务人员）发展集体卫生机构，支持医务人员个体开业行医，在这些政策的影响下，多数农村医疗卫生机构成为独立核算、自负盈亏的经营主体，内部运行机制发生变化。②③④

上述变化严重影响了合作医疗制度的可持续发展。首先，农民重新回到分散经营的状态，农村集体经济组织的经济实力和组织导员能力都被大大削弱，集体公共积累明显减少，难以再用提取集体公益金和直接扣除社员缴费的方式为合作医疗制度筹资，

34

---

①② 周寿祺. 探寻农民健康保障制度的发展轨迹［J］. 国际医药卫生导报，2002（6）：18 - 19。

③ 宋士云. 1955—2000 年中国农村合作医疗保障制度的历史考察［J］. 青岛科技大学学报（社会科学版），2007，23（3）：60 - 66，75。

④ 夏杏珍. 农村合作医疗制度的历史考察［J］. 当代中国史研究，2003（5）：110 - 118。

合作医疗制度失去了其赖以生存的经济载体；其次，合作医疗制度坚持的低水平筹资，难以适应医疗费用和农民医疗服务需求快速增长的形势，合作医疗制度对农民的吸引力下降，逐渐陷入发展困境；最后，伴随着思想解放和经济社会转型，20世纪80年代，有关各方对合作医疗制度的性质、地位和作用以及是否继续发展合作医疗制度未能形成共识。党和政府在这一时期发布的一些政策文件，也未明确提出发展合作医疗制度，而是提出要探索多种形式的农村医疗保障制度。上述几方面的原因共同作用，导致合作医疗制度大面积解体，到1989年，合作医疗制度仅覆盖全国4.8%的行政村。①

合作医疗制度的解体以及医疗费用的快速上涨，使得农民看病就医困难，农村地区因病致贫、因病返贫问题较为普遍，成为制约农村经济社会发展的重要因素。党和政府对农村地区出现的看病就医问题高度重视，并开始重新肯定合作医疗制度。

20世纪80年代后期和90年代早期，中国政府曾经试图重建合作医疗制度，部分地区也进行了积极探索，试点地区多以乡镇为单位建立合作医疗基金，覆盖人员规模大多在10000—50000人之间②，试点推进缓慢，且各地差别较大。③然而，大多数农村地区的试点都很难持久，筹资不足、管理能力低下和政治支持不够是主要原因。只有很少地区的合作医疗制度持续到

---

① 宋士云.1955—2000年中国农村合作医疗保障制度的历史考察［J］.青岛科技大学学报（社会科学版），2007，23（3）：60－66，75。

② CARRIN G，RON A，Hui Y，et al. The reform of the rural cooperative medical system in the People's Republic of China：interim experience in 14 pilot counties［J］. Social Science and Medicine，1999（48）：961－972。

③ TANG S. The changing role of the township health centers in the context of economic reform in China［J］. IDS Bulletin，1997（28）：39－47。

21世纪初①②。

1985年，卫生部与美国兰德公司联合在四川眉山、简阳两县进行"中国农村健康保险试验项目"研究；1987年，卫生部医政司与安徽医科大学联合进行两省一市"农村合作医疗保健制度系列研究"；1988年卫生部政策与管理研究专家委员会开展"中国农村医疗保健制度研究"；1990年，卫生部会同农业部、国家计委、国家教委、人事部向国务院提交了《关于改革和加强农村医疗卫生工作的请示》，提出应当继续提倡和稳步推行合作医疗保健制度，1991年，国务院批准这一请示。随后，在1991年发布的《中共中央关于进一步加强农业和农村工作的决定》以及1993年发布的《中共中央关于建立社会主义市场经济体制若干问题的决定》中，都提出要发展和完善合作医疗制度。③

1993年国务院政策研究室和卫生部在全国范围内进行了广泛的调查研究，发布了《加快农村合作医疗保健制度的改革和建设》的研究报告。1994年，国务院研究室、卫生部、农业部与世界卫生组织合作，在全国7个省14个县（市）开展"中国农村合作医疗制度改革"试点及跟踪研究。同时，医政司还针对河南省人口多、经济水平不高、在全国特别是中西部地区有一定代表性的特点，重点抓了开封县和林州市的合作医疗试点。1994年9—12月，江苏省委研究室、省卫生厅组成联合调查组，奔赴南京、常州、苏州、南通、镇江、淮阴、盐城、扬州等8市

---

① JACKSON S, SLEIGH A C, LI P, et al. Health finance in rural Henan: low premium insurance compared to the out－of－pocket system [J]. The China Quarterly, 2005 (181): 137－157。

② 刘克军，范文胜. 对两县90年代合作医疗兴衰的分析 [J]. 中国卫生经济，2002，21（6）：14－17。

③ 周寿祺. 探寻农民健康保障制度的发展轨迹 [J]. 国际医药卫生导报，2002（6）：18－19。

20 多个县进行了比较深入的调查，并撰写了《江苏农村医疗保健制度改革调查》之一、之二、之三，得到了省委、省政府主要领导的高度重视。1996 年 4 月，彭珮云同志亲自带领国务院研究室和卫生部的同志到江苏、河南考察，6 月又亲自主持召开了 14 个县政府和卫生局领导参加的关于合作医疗的专题座谈会。7 月，卫生部在河南召开了全国农村合作医疗经验交流会，彭珮云同志出席会议，并作了重要讲话。会议深刻剖析了合作医疗的产生、发展和作用，明确了发展、完善合作医疗的目标和原则，提出发展、完善合作医疗的具体措施，奠定了新时期农村合作医疗发展的基础。1996 年召开的全国卫生工作会议上，时任国家主席江泽民明确提出："加强农村卫生工作，关键是发展和完善农村合作医疗制度。"时任总理李鹏也提出："农村合作医疗制度是一件涉及到党群关系、农村经济发展和社会稳定的大事，一定要把它办好。"1997 年 1 月，中共中央、国务院在《关于卫生改革与发展的决定》（中发〔1997〕3 号）中提出"积极稳妥地完善合作医疗制度"，坚持政府领导、民办公助、自愿参加的原则，筹资以个人为主，集体扶持，政府适当支持，加强合作医疗的科学管理和民主监督。同年 3 月，卫生部等部门向国务院提交了《关于发展和完善农村合作医疗若干意见》并得到批复，重建农村合作医疗制度的努力至此达到高潮。同年 5 月，国务院批转了卫生部、国家计委、财政部、农业部、民政部《关于发展和完善农村合作医疗的若干意见》，进一步强调了农村合作医疗以农民个人缴纳的费用为主，乡、村集体经济的投入在农村合作医疗中起到扶持作用。农民自愿缴纳的农村合作医疗费用，属于农民个人消费性支出，不计入乡统筹、村提留①。这些政策一定

---

① 于德志. 新型农村合作医疗制度［M］. 北京：人民卫生出版社，2013。

程度上促进了合作医疗制度的恢复，1997年，制度的村覆盖率重新回到两位数，在上海、江苏、广东、浙江、山东等农村经济比较发达的地区，一度达到20%；然而，由于制度的筹资问题和支付问题没有得到很好的解决，覆盖率一直在低位徘徊；广大中西部农村，合作医疗制度在90年代的重建过程中基本没有得到恢复。[①]

由于合作医疗制度的逐渐解体，绝大多数农民不得不自付医疗费用，大约1/3的农民不能及时获得基本医疗卫生服务。1993年第一次国家卫生服务调查显示，合作医疗制度仅覆盖9.81%的农民[②]；而且覆盖率还在持续下降，1998年第二次国家卫生服务调查的结果显示，合作医疗仅覆盖了6.57%的农村居民[③]。据统计，1995年有2.5%的家庭因为支付医疗费用而处于贫困线以下[④]；1998年，22%的贫困家庭致贫原因是因病致贫。[⑤] 随着合作医疗制度逐渐萎缩，自付医疗费用成为常态，卫生筹资的公平性日益恶化。[⑥][⑦]

传统的合作医疗发展跌宕起伏，并逐渐走向萎缩，究其原因，主要有6点：一是"文化大革命"期间推进和普及了合作医疗，从而使一些人把合作医疗当作"文革"产物而予以否定。

---

① 陈竺，张茅. 中国新型农村合作医疗发展报告：2002—2012［M］. 北京：人民卫生出版社，2013。

② 卫生部统计信息中心. 第一次国家卫生服务调查［R］. 1994。

③ 卫生部统计信息中心. 第二次国家卫生服务调查［R］. 1999。

④⑤ GUSTAFSSON B，LI S. Expenditures on Education and health care and poverty in rural China［J］. China Economic Review，2003（15）：292 – 301。

⑥ LIU Y，RAO K，HSIAO W. Medical expenditure and rural impoverishment in China［J］. Journal of Health Population Nutrition，2003（21）：216 – 222。

⑦ YOU X，KOBAYASHI Y. The new cooperative medical scheme in China［J］. Health Policy，2009（91）：1 – 9。

二是 1983 年，农村实行家庭联产承包制，合作医疗赖以生存的经济基础——集体经济逐渐瓦解，在大多数地区集体经济作为合作医疗主要经济来源的支柱地位被严重削弱，同时又忽视农民对于增进健康所必需的投入，淡化了个人责任。三是错误地认为合作医疗不适应经济体制转轨，现在搞市场经济了，"谁看病，谁掏钱""看病就医是农民自己的事，政府不必干预"。四是相关部门认识不统一，90 年代中央有关部门重新提出"发展和完善合作医疗"，但部门之间在基金提留问题上认识不统一，甚至出现政策之间的冲突。农业部等五部委颁布的《减轻农民负担条例》① 中，把"合作医疗"项目视为农民负担而不允许征收，结果导致一些恢复合作医疗试点地区再次放弃农民的救命制度。五是制度不完善，管理水平较差，片面强调合作医疗的福利性质，追求全包、全免或高补偿。六是自愿参加和受益公平的原则被破坏。

合作医疗制度的滑坡与制度的缺失，引发了农村卫生与农民医疗需求相对萎缩、家庭灾难性医疗风险增加等一系列问题，成为导致农民"看病难"的重要原因。2000 年，世界卫生组织对全球 191 个国家和地区的卫生系统绩效进行排名，我国卫生筹资的公平性位居 188 位②，引起高层领导的高度关注。

二、新型农村合作医疗时期

不断增长的需求和高昂的医疗服务成本，严重降低了农民获得基本医疗保健的机会；建立公平可及的农村居民健康筹资体系

---

① http：//www. law – lib. com/law/law_view. asp？id = 70019。

② WHO. The world health report 2000——Health systems：improving performance [J]. Geneva，2000。

逐渐成为我国政府关注的优先事项之一。为提高农村居民基本医疗卫生服务的可及性，缓解农村居民因病致贫和因病返贫问题，中共中央、国务院于2002年10月发布了《关于进一步加强农村卫生工作的决定》，明确提出："到2010年，在全国农村基本建立起适应社会主义市场经济体制要求和农村经济社会发展水平的农村卫生服务体系和农村合作医疗制度。""实行农民个人缴费、集体扶持和政府资助相结合的筹资机制。"由于筹资机制与既往的合作医疗制度存在明显差异，因此称为"新型农村合作医疗制度"。这份文件的出台，标志着中国新型农村合作医疗制度的诞生。

2003年1月，卫生部、财政部、农业部正式发布《关于建立新型农村合作医疗制度的意见》，拉开了新型农村合作医疗制度（以下简称"新农合"）的建设序幕。根据新农合的进程不同，可以分为试点阶段、快速推进阶段和发展完善阶段。

（一）试点阶段（2003—2006年）

2003年，卫生部等部门发布的《关于建立新型农村合作医疗制度的意见》出台后，各地积极开展基线调查，制订试点方案，因地制宜地开展新农合试点工作。截至2003年9月，西部12个省份和中部9个省份的试点县（市）参加新农合的农民达4351万人，占试点地区农民人数的74%。国务院确定将浙江、湖北、云南和吉林四个省作为试点省。为建立有效的新型农村合作医疗制度试点工作机制，加强各有关部门的协调配合，及时研究制定新型农村合作医疗制度的相关政策，推进新型农村合作医疗制度的建立和完善，卫生部向国务院提交了《关于建立国务院新型农村合作医疗部际联席会议制度的请示》（卫报基妇发〔2003〕139号），国务院于2003年9月做出了《关于同意建立新型农村合作医疗部际联席会议制度的批复》（国函

〔2003〕95 号），建立国务院新型农村合作医疗部际联席会议制度。联席会议成员单位包括卫生部、财政部、农业部、民政部、发展改革委、教育部、人事部、人口计生委、食品药品监管局、中医药局、扶贫办共 11 个部门。① 2003 年 11 月，时任国家领导人胡锦涛总书记和温家宝总理分别对新农合试点工作做出重要批示。②

2004 年 1 月 13 日，国务院办公厅转发卫生部、民政部等 11 个部门的《关于进一步做好新型农村合作医疗试点工作的指导意见》（国办发〔2004〕3 号）。2004 年 7 月，时任国家领导人胡锦涛总书记和温家宝总理再次分别对新农合试点工作做出重要批示。2004 年下半年，国务院新型农村合作医疗部际联席会议办公室对新农合的试点工作进行检查评估，对新农合试点的进展、成效和主要问题进行了分析，并给出了下一步工作的建议。③

2005 年，时任国务院总理温家宝在国务院第 101 次常务会议上从试点工作总结，进一步搞好新农合制度建设的方针、目标和原则，进一步加大中央和地方财政支持力度，注重完善新农合管理运行机制，加快农村医疗卫生服务体系和网络建设，加强农村基层医疗卫生队伍建设，进一步加强对新农合制度建设的领导等方面对建立新农合制度提出了明确要求。要求新农合继续扩面，将试点县（市）的覆盖率从 21% 提高到 40% 左右。同年 9 月，全国新型农村合作医疗试点工作会议在江西南昌

---

① 国务院《关于同意建立新型农村合作医疗部际联席会议制度的批复》〔EB/OL〕．（2008 – 03 – 28）http：//www. gov. cn/zhengce/content/2008 – 03/28/content_6346. htm。

②③ 卫生部农卫司，卫生部新型农村合作医疗研究中心．2003—2007 年全国新型农村合作医疗（试点）工作会议资料汇编〔C〕。

召开，会议决定进一步扩大新农合试点范围，并提出分步实施的目标。①

试点阶段，新农合覆盖面持续扩大。2003年，新农合覆盖了29个省份的257个县（市），2004年起，覆盖全国所有省份，2004—2006年，新农合分别覆盖了333、678、1451个县（市）。②③④

（二）加快推进阶段（2006—2008年）

2006年1月，卫生部、国家发展改革委、民政部、财政部、农业部、国家食品药品监管局、国家中医药局出台了《关于加快推进新型农村合作医疗试点工作的通知》（卫农卫发〔2006〕13号），标志着新农合进入加快推进阶段。文件要求："2006年，使全国试点县（市、区）数量达到全国县（市、区）总数的40%左右；2007年扩大到60%左右；2008年在全国基本推行；2010年实现新型农村合作医疗制度基本覆盖农村居民的目标。"

2007年，时任国务院副总理吴仪在全国新农合工作会议上讲话，要求新农合尽快覆盖全国所有县（市）。随后，新农合制度快速推进，截至2008年底，新农合制度覆盖了全国所有县（市、区）（2729个）。

---

① 卫生部农卫司，卫生部新型农村合作医疗研究中心.2003—2007年全国新型农村合作医疗（试点）工作会议资料汇编〔C〕。

② 卫生部农卫司，卫生部新型农村合作医疗研究中心.新型农村合作医疗信息统计手册（2003—2004）〔A〕。

③ 卫生部农卫司，卫生部新型农村合作医疗研究中心.新型农村合作医疗信息统计手册（2005）〔A〕。

④ 卫生部农卫司，卫生部新型农村合作医疗研究中心.新型农村合作医疗信息统计手册（2006）〔A〕。

第三节　城镇居民基本医疗保险制度的变迁

随着城镇职工基本医疗保险制度和新农合制度的推进，我国基本医疗保险制度的覆盖率明显提升，但城镇非从业居民仍被排除在基本医疗保障制度之外。为此，部分地区首先进行了积极探索。

城镇居民基本医疗保险最早可以追溯到 1996 年。1996 年，上海首先建立了"上海市少年儿童住院互助基金"，为上海市的少年儿童住院提供保障。2004 年 9 月 1 日，"北京市中小学生、婴幼儿住院医疗互助金"正式建立。河北、广东、江苏、浙江、江西、吉林、四川等省份也先后出台了相应的政策。

2006 年党的十六届六中全会通过的《中共中央关于构建社会主义和谐社会若干重大问题的决定》进一步明确提出"建立以大病统筹为主的城镇居民医疗保险"。从 2004 年下半年起，我国就已经开始探讨建立城镇居民医疗保障制度，并在 2005 年进行了为期一年多的方案研究、设计工作。同时，一些由地方主导的试点也在陆续展开。2007 年 4 月，时任国务院总理温家宝主持召开国务院常务会议，决定开展城镇居民基本医疗保险制度试点；随后，国务院下发了《关于开展城镇居民基本医疗保险试点的指导意见》（国发〔2007〕20 号），决定从 2007 年起开展城镇居民基本医疗保险试点，并明确 2007 年将在有条件的省份选择一两个市，进行建立以大病统筹为主的城镇居民基本医疗保险制度试点。城镇居民基本医疗保险试点从 2007 年下半年开始启动，2008 年总结试点经验、继续推广，到 2009 年在全国范围内推开。

2007 年出台的《关于开展城镇居民基本医疗保险试点的指导意见》，明确了试点目标、原则、参保范围、筹资水平、缴费和补助标准、费用支付等内容。第一，试点目标。2007 年在有条件的省份选择 2 至 3 个城市启动试点，2008 年扩大试点，争取 2009 年试点城市达到 80％以上，2010 年在全国全面推开，逐步覆盖全体城镇非从业居民。要通过试点，探索和完善城镇居民基本医疗保险的政策体系，形成合理的筹资机制、健全的管理体制和规范的运行机制，逐步建立以大病统筹为主的城镇居民基本医疗保险制度。第二，试点原则。试点工作要坚持低水平起步，根据经济发展水平和各方面承受能力，合理确定筹资水平和保障标准，重点保障城镇非从业居民的大病医疗需求，逐步提高保障水平；坚持自愿原则，充分尊重群众意愿；明确中央和地方政府的责任，中央确定基本原则和主要政策，地方制定具体办法，对参保居民实行属地管理；坚持统筹协调，做好各类医疗保障制度之间基本政策、标准和管理措施等的衔接。第三，参保范围。不属于城镇职工基本医疗保险制度覆盖范围的学生（包括职业高中、中专、技校学生）、少年儿童和其他非从业城镇居民都可自愿参加城镇居民基本医疗保险。第四，筹资水平。试点城市应根据当地的经济发展水平以及成年人和未成年人等不同人群的基本医疗消费需求，并考虑当地居民家庭和财政的负担能力，恰当确定筹资水平；探索建立筹资水平、缴费年限和待遇水平相挂钩的机制。第五，缴费和补助。城镇居民基本医疗保险以家庭缴费为主，政府给予适当补助。参保居民按规定缴纳基本医疗保险费，享受相应的医疗保险待遇，有条件的用人单位可以对职工家属参保缴费给予补助。国家对个人缴费和单位补助资金制定税收鼓励政策。第六，费用支付。城镇居民基本医疗保险基金重点用于参保居民的住院和门诊大病医疗支出，有条件的地区可以逐步试行门诊医疗费用统筹。

由于城镇职工基本医疗保险的管理经验，以及新农合试点的经验和借鉴，城镇居民基本医疗保险制度试点比较顺利，2007年当年覆盖了 4291 万人，2008 年迅速增加至 11826 万人。[①]

第四节　新医改以来我国基本医疗保险制度的变迁

2009 年新一轮医药卫生体制改革启动后，职工基本医疗保险制度发展逐步进入法制化进程，制度的重点从搭建框架转向制度完善，工作的重点从扩面转向内涵建设，筹资机制的重心转向如何优化基金配置，从注重筹资转向筹资与待遇提升并重转变；支付方式改革成为医保制度建设的重点内容，建立健全监管体系成为医保制度建设的又一重点内容。

2009 年 3 月，《中共中央　国务院关于深化医药卫生体制改革的意见》（中发〔2009〕6 号）的发布开始了新一轮医药卫生体制改革的进程，在建设覆盖城乡居民的公共卫生服务体系、医疗服务体系、医疗保障体系、药品供应保障体系，形成四位一体的基本医疗卫生制度的宏观架构下，全民医保制度也得到了新的发展和完善。

2010 年，《社会保险法》正式颁布，并于 2011 年 7 月 1 日正式生效，这标志着我国基本医疗保险制度进入法制化轨道。

2010 年 6 月，国家卫生健康委（原卫生部）发布了《关于

45

---

① 2008 年度人力资源和社会保障事业发展统计公报 ［EB/OL］. http：// www. mohrss. gov. cn/SYrlzyhshbzb/zwgk/szrs/tjgb/201710/t20171031_280388. html。

开展提高农村儿童重大疾病医疗保障水平试点工作的意见》（卫农卫发〔2010〕53号），从解决0—14周岁（含14周岁）儿童所患急性白血病和先天性心脏病两类重大疾病入手，优先选择儿童急性淋巴细胞白血病、儿童急性早幼粒细胞白血病、儿童先天性房间隔缺损、儿童先天性室间隔缺损、儿童先天性动脉导管未闭、儿童先天性肺动脉瓣狭窄等6个病种大病进行试点。2011年保障范围再增加6个，病种共包括8类：儿童白血病、儿童先心病、妇女乳腺癌、宫颈癌、终末期肾病、重型精神病、耐药结核、艾滋病机会性感染。2012年，以上8类病种在全国全面铺开后，卫生部又在1/3的新农合统筹地区试点增加12类大病医保病种，12类病种包括肺癌、食道癌、胃癌、结肠癌、直肠癌、慢性粒细胞白血病、急性心肌梗死、脑梗死、血友病、一型糖尿病、唇腭裂、甲亢，共计为20个大病病种。新农合大病保障制度的试点，一定程度上缓解了罹患这些重大疾病患者及其家庭的因病致贫和因病返贫现象。

2012年，随着全民医保体系的初步建立，人民群众看病就医有了基本保障，但由于我国的基本医疗保障制度，特别是城镇居民基本医疗保险、新型农村合作医疗的保障水平还比较低，人民群众对大病医疗费用负担重的反映仍较强烈。为此，国家发展改革委、卫生部、财政部、人力资源社会保障部、民政部和保监会联合出台了《关于开展城乡居民大病保险工作的指导意见》（发改社会〔2012〕2605号），致力于为大病患者发生的高额医疗费用提供进一步保障。2015年，在前期试点的基础上，国务院办公厅下发了《关于全面实施城乡居民大病保险的意见》（国办发〔2015〕57号），着力推动医保、医疗、医药联动改革，促进政府主导与发挥市场机制作用相结合，提高基本医疗保障管理水平和运行效率，进一步缓解因病致贫、因病返贫问题，让更多的人民群众受益。

2010 年，天津市在全国率先整合城镇居民基本医疗保险和新农合制度，随后青海、重庆、宁夏、浙江和广东等地也逐渐开始整合，为城乡居民基本医疗保险制度整合奠定了基础。① 国务院于 2015 年成立整合城乡居民基本医疗保险工作组，2016 年初，国务院出台《国务院关于整合城乡居民基本医疗保险制度的意见》（国发〔2016〕3 号），在全国范围内推进城乡居民基本医疗保险制度整合。

2017 年，党的十九大报告提出："加强社会保障体系建设，按照兜底线、织密网、建机制的要求，全面建成覆盖全民、城乡统筹、权责清晰、保障适度、可持续的多层次社会保障体系。"社会保障的目标从"全覆盖、保基本、多层次、可持续"向"覆盖全民、城乡统筹、权责清晰、保障适度、可持续"转变。

国务院办公厅印发《基本公共服务领域中央与地方共同财政事权和支出责任划分改革方案》（国办发〔2018〕6 号），对城乡居民基本医疗保险的中央与地方共同财政事权和支出责任进行了划分，将全国 32 个省级单位和 5 个计划单列市分成 5 档，中央和地方分别承担不同的筹资责任。

2018 年 3 月，根据第十三届全国人民代表大会第一次会议批准的国务院机构改革方案，组建中华人民共和国国家医疗保障局，作为国务院直属机构。国家医疗保障局的成立，使得多年来分散在不同部门的医疗保险管理职能和医疗救助职能整合到一个部门，结束了有关城乡居民医保整合管理权归属的部门之争。

2009 年至今，医保工作取得突破性进展，一是基本实现了

47

---

① 金维刚. 城乡居民医保整合并归口人社部门统一管理已形成主流趋势［J］. 中国医疗保险，2016（9）：25-26。

人群的全覆盖，二是城乡居民医保制度逐年整合到位，三是医保管理体制得到统一，四是多层次的医疗保障制度基本建立。

从保障制度的覆盖面看，这段时间我国基本医疗保险制度的覆盖率一直持续稳定在95%以上（详见表1-4）。

表1-4　2009—2018年我国基本医疗保险覆盖人数及覆盖率

年份	职工医保（万人）	居民医保（万人）	新农合（万人）	合计（万人）	全国总人口（万人）	基本医保覆盖比例（%）
2009	21937	18210	83309	123456	133474	92.49
2010	23735	19528	83560	126823	134100	94.57
2011	25527	22116	83200	130843	134735	97.11
2012	26486	27156	80500	134142	135404	99.07
2013	27443	29629	80200	137272	136072	100.88 *
2014	28296	31451	73600	133347	136782	97.49
2015	28893	37689	67000	133582	137462	97.18
2016	29532	79079	27516	136127	138271	98.45
2017	30323	89065	16313	135700	139008	97.62
2018	31673	89741	13038	134452	139538	96.36

注：2009—2017年参保人数来自人力资源和社会保障事业发展统计公报，2018年参保人数来自国家医保局网站；全国人口数来自国家统计局统计公报。* 2013年由于存在重复参保，导致参保率超过100%。

从制度演变历程看，社会保障制度在经济社会发展中的地位得到强化。基本医疗保险制度从覆盖"单位人"向覆盖"社会人"转变，从覆盖正式就业人口向覆盖全民转变。制度发展理念从城市优先向城乡并重转变，从"低水平、广覆盖、保基本"向"覆盖全民、城乡统筹、权责清晰、保障适度、可持续和多层次"转变。管理体制从多头管理向集中统一管理转变。

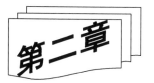

我国基本医保制度筹资现状分析

建立可持续的筹资机制是基本医疗保险制度顺利运行的前提和基础。我国基本医疗保险在不同的历史阶段表现为不同的形式，筹资政策也随之发生变化。

第一节 城镇职工基本医疗保险筹资政策的演变历程

49

根据城镇职工基本医疗保险的演变历程，其筹资政策可以分为劳保医疗、公费医疗阶段和城镇职工基本医疗保险阶段。

一、劳保医疗

1951 年，政务院发布了《中华人民共和国劳动保险条例》，规定了劳保医疗的覆盖人群、费用来源以及补助标准。享受劳保医疗的主要对象是国营企业的职工，县以上城镇集体所有制企业职工可参照执行。[①②] 20 世纪 50 年代和 60 年代初，企业职工患一般疾病和非因工负伤、残废的，其所需诊疗费、手术费、住院费及普通药费均由企业负担，但贵重药费、住院的膳食费及就医路费由职工本人负担。职工供养的直系亲属患病时，可以在该企业医院或其他特约医院诊治，手术费及普通药费由企业负担 1/2。20 世纪 50 年代末已经出现由于劳保医疗国家和企业包得过多，药品浪费严重的现象。1966 年，劳动部和全国总工会发布《关于改进企业职工劳保医疗制度几个问题的通知》[③]，适当提高了职工个人的医疗负担，以防止"泡病号""小病大治"等现象。劳保医疗经费的来源，1953 年以前全部由企业负担；1953 年改为根据行业性质分别按工资总额的 5% —7% 提取。为了便于企业统筹运用基金，1969 年财政部规定，将按原工资总额的 2.5% 提取的福利费、3% 提取的奖励基金和 5.5% 提取的医疗卫生费合并改按工资总额的 11% 提取职工福利基金，主要用于医疗卫生费和福利费开支。

二、公费医疗

1952 年，政务院发布了《关于全国各级人民政府、党派、团体及所属事业单位的国家工作人员实行公费医疗的指示》，规定了公费医疗的受益人群为全国各级人民政府、党派、工青妇等团体，各种工作队以及文化、教育、卫生、经济建设等事业单位的国家工作人员和革命残废军人。政府负责办医，医药费由国家财政拨款和卫生机构统筹统支，免除干部费用。通过核定单位的

---

①③ 劳动和社会保障部，中共中央文献研究室. 新时期劳动和社会保障重要文献选编［M］. 北京：中国劳动社会保障出版社，2002。

② 宋晓梧. 建国 60 年我国医疗保障体系的回顾与展望［J］. 中国卫生政策研究，2009，2（10）：6–14。

编制人数来核定医药费，费用发放至各个医疗机构。公费医疗经费统筹统支，使用时可按照情况重点支付，不允许发放给本人。享受公费医疗人员的门诊、住院所需诊疗费、手术费、住院费、门诊或住院中按医师处方产生的药费，均由公费医疗经费拨付；住院的膳费、就医路费由病者本人负担，如实有困难者，可由机关给予补助，在行政经费内报销。[①]

国家机关及全额预算管理单位的公费医疗经费来源于各级财政拨款，差额预算管理及自收自支预算管理的事业单位从提取的医疗基金中开支。公费医疗费支出核准定额，1961 年以前规定机关工作人员每人每年 18 元，经多次调整，逐步提高到 1979 年的 70 元。以后根据财政体制变化，具体标准由各地制定。

1984 年，卫生部、财政部发出的《关于进一步加强公费医疗管理的通知》指出："严格执行医药费报销范围的有关规定，不论任何干部包括高级干部在内，凡应由个人负担的挂号费、自费药品、未经医院批准的自购药品和其他不符合规定的开支，一律不得由公费报销，对违反规定扩大开支范围的，要严肃处理。""公费医疗制度的改革势在必行，在保证看好病、不浪费的前提下，各种改革办法都可以进行试验，在具体管理办法上，可以考虑与享受单位、医疗单位或个人适当挂钩。"[②] 一些省市在部分医疗单位试行了公费医疗经费与享受者个人适当挂钩的办法，此后不少企业也试行了劳保医疗费用与个人挂钩。一般做法是门诊医疗费采取定额包干使用或门诊、住院时个人自付一定比

51

---

① 政务院关于全国各级人民政府、党派、团体及所属事业单位的国家工作人员实行公费医疗预防的指示 [EB/OL]. http：//www. law - lib. com/law/law_view. asp? id =99137。

② 卫生部、财政部关于进一步加强公费医疗管理的通知 [EB/OL]. http：//www. chinalawedu. com/falvfagui/fg22598/23676. shtml。

例的医药费。个人负担的比例各地规定不同，大多为医疗费用的
10%—20%，同时还规定了自付限额。[①] 1989 年后这一办法逐步
在全国推广并加以完善。到 1993 年末，全国公费医疗单位普遍
实行了医疗费用和职工个人挂钩的办法，80% 以上的企业劳保医
疗也实行了这一办法。[②]

三、城镇职工基本医疗保险

1994 年，国务院发布《关于两江医疗保障制度改革试点方
案的批复》，提出公费、劳保医疗改革同步，人人参加医保，用
人单位缴费不超过 10%，个人 1% 起步，个人账户和社会统筹相
结合，基金支付方式是先结算个人账户，后按费用分段，按比例
支付医疗费用。

1998 年，国务院颁布《关于建立城镇职工基本医疗保险制
度的决定》（以下简称《决定》），统一了城镇职工医疗保险的制
度框架。该《决定》提出，城镇职工医疗保险制度的覆盖范围
为城镇所有用人单位及其职工。基本医疗保险基金由用人单位和
职工共同缴纳，用人单位缴费率控制在职工工资总额的 6% 左
右，职工缴费率一般为本人工资的 2%。随着经济发展，用人单
位和职工缴费率可作相应调整。基本医疗保险基金实行社会统筹
和个人账户相结合的方式。职工个人缴纳的基本医疗保险费全部
计入个人账户。用人单位缴纳的基本医疗保险费分为两部分，一
部分用于建立统筹基金，另一部分划入个人账户，划入个人账户

52

---

① 宋晓梧. 改革：企业·劳动·社保 [M]. 北京：社会科学文献出版社，
2006。

② 宋晓梧. 建国 60 年我国医疗保障体系的回顾与展望 [J]. 中国卫生政策研
究，2009，2（10）：6－14。

的比例一般为用人单位缴费的30%左右。①②③

为保证基本养老保险费、基本医疗保险费和失业保险费的征缴顺利进行，国务院于1999年1月发布了《社会保险费征缴暂行条例》（以下简称《条例》）。该《条例》中明确规定了基本医疗保险费的征缴范围和筹资来源。基本医疗保险费的征缴范围包括国有企业、城镇集体企业、外商投资企业、城镇私营企业和其他城镇企业及其职工，国家机关及其工作人员，事业单位及其职工，民办非企业单位及其职工，社会团体及其专职人员。职工基本医疗保险基金来自单位和个人缴费，单位和个人应当以货币形式全额缴纳社会保险费。缴费个人应当缴纳的社会保险费，由所在单位从其本人工资中代扣代缴。

2010年出台的《社会保险法》对我国基本医疗保险筹资作出了相应的规定。第二十三条规定："职工应当参加职工基本医疗保险，由用人单位和职工按照国家规定共同缴纳基本医疗保险费。"第二十七条规定："参加职工基本医疗保险的个人，达到法定退休年龄时累计缴费达到国家规定年限的，退休后不再缴纳基本医疗保险费，按照国家规定享受基本医疗保险待遇；未达到国家规定年限的，可以缴费至国家规定年限。"

2016年7月，人力资源和社会保障部发布了《人力资源和社会保障事业发展"十三五"规划纲要》，在第三章"建立更加公平更可持续的社会保障制度"中明确提出："坚持全民覆盖、保障适度、权责清晰、运行高效，稳步提高社会保障统筹层次和

---

① 葛延风，贡森. 中国医改：问题·根源·出路 [M]. 北京：中国发展出版社，2007。

② 顾昕. 走向全民医保 [M]. 北京：中国劳动社会保障出版社，2008。

③ 宋晓梧. 建国60年我国医疗保障体系的回顾与展望 [J]. 中国卫生政策研究，2009，2（10）：6-14。

水平。以增强公平性、适应流动性、保证可持续性为重点，建立健全更加公平、更可持续的社会保障制度。""健全医疗保险稳定可持续筹资机制。完善医保缴费参保政策。改进职工基本医疗保险个人账户，开展门诊费用统筹。""鼓励发展补充医疗保险、商业健康保险、商业养老保险，推出个人税收递延型养老保险，促进商业保险与社会保险、补充保险相衔接。"

2016年10月，国家发布了《健康中国2030纲要》，在第十一章第一节"完善全民医保体系"中明确提出："健全以基本医疗保障为主体、其他多种形式补充保险和商业健康保险为补充的多层次医疗保障体系。健全基本医疗保险稳定可持续筹资和待遇水平调整机制，实现基金中长期精算平衡。完善医保缴费参保政策，均衡单位和个人缴费负担，合理确定政府与个人分担比例。改进职工医保个人账户，开展门诊统筹。进一步健全重特大疾病医疗保障机制，加强基本医保、城乡居民大病保险、商业健康保险与医疗救助等的有效衔接。到2030年，全民医保体系成熟定型。"第三节"积极发展商业健康保险"明确提出："落实税收等优惠政策，鼓励企业、个人参加商业健康保险及多种形式的补充保险。丰富健康保险产品，鼓励开发与健康管理服务相关的健康保险产品。"

总体来看，城镇职工基本医疗保险制度筹资责任从单位全额负担向单位和个人共同负担转变，推动职工从"单位人"向"社会人"转变。

第二节　城乡居民基本医疗保险
筹资政策的演变历程

根据城乡居民基本医疗保险的演变历程，其筹资政策可以分为农村合作医疗、新型农村合作医疗、城镇居民基本医疗保险和城乡居民基本医疗保险四个阶段。

一、农村合作医疗

"合作医疗制度是随着农业互助合作化运动的兴起而逐步发展起来的。"当时，一些地区农村的干部、群众，为改变缺医少药的状况，开始探索一种互助性质的医疗形式：由社员群众和集体筹集一定的资金，社员看病的药费由生产大队统一支付或给予一定比例的报销；基层医疗人员的报酬采取由生产大队记工分的方式解决，参与集体收益分配和口粮分配（一般相当于一个中等劳动力的收入）。医生有病人就行医，无病人则参加农业劳动，农忙时还在田间地头巡诊。最早出现合作医疗雏形的高平县米山乡，其合作医疗经费主要来自三个渠道：一是农民缴纳的保健费，二是从农业生产合作社公益金中提取 15%—20%，三是医疗业务收入，主要是药品利润。在自愿的原则下，每个社员每年缴纳 0.2 元的"保健费"，即可免费享受预防保健服务，且在患病就诊时免交三费，即挂号费、出诊费和注射费；采取现金支付和记工分相结合的办法合理解决保健站医生的报酬问题。1958年广东省东莞县杨屋乡保健室公社化后，又随所在公社统一实行包干医疗，社员看病不花钱，由公社从集体经济中开支。经过实践，认识到在集体经济还薄弱的情况下，把农民群众的医疗费用全部包下来有困难，就决定用组织合作医疗来代替包干医疗，办法是：每人每月交 0.15 元作股金，看病挂号费自付，门诊药费从合作医疗费中开支 70%，住院的药费全部由合作医疗负担。1959年，山西省稷山县翟店公社太阳村开始实行社员每人每年缴 2 元保健费、不足部分从公益金中补助的"大家集资，治病免费"的合作医疗制度。①

1968年12月5日,《人民日报》头版头条发表《深受贫下中农欢迎的合作医疗制度》,报道湖北省长阳县乐园公社贫下中农创办合作医疗的经验和体会。这个公社从1966年12月开始实行合作医疗制度。办法是每人每年交1元钱的合作医疗费,生产队按照参加人数,由公益金中再交0.1元钱。除个别老痼疾病需要常年吃药的以外,社员每次看病只交0.05元钱的挂号费,吃药不要钱。公社卫生所12名医务人员,除2人暂时拿固定工资外,其余10人都和大队主要干部一样记工分。再按不同情况,每月补助3—5元。全公社9%的人参加了合作医疗。②

尽管合作医疗制度迅速发展,但随后受到当时"左倾"错误思想的影响,出现了较为冒进的做法,对合作医疗制度的发展产生不利影响。部分地区尽管农民个人缴费水平和集体补助相对较低,但补偿比例盲目提高,甚至实行"看病不要钱",使得合作医疗经费入不敷出,"春办秋黄"现象时有发生,影响了合作医疗制度的可持续发展。③

随后,在1983年,我国农村地区实行家庭联产承包制,在大多数地区集体经济作为合作医疗主要经济来源的支柱地位被严重削弱,导致合作医疗制度的覆盖率大幅度下降。1997年5月,国务院批准《关于发展和完善农村合作医疗若干意见》,在一定

---

①② 人民卫生出版社. 深受贫下中农欢迎的合作医疗制度 [M]. 北京:人民卫生出版社,1970.

③ 夏杏珍. 农村合作医疗制度的历史考察 [J]. 当代中国史研究,2003(5):110 – 118。

程度上促进了农村合作医疗的恢复发展，但仍举步维艰。[1][2]

二、新型农村合作医疗

2002 年 10 月，党中央、国务院下发《进一步加强农村卫生工作的决定》（中发〔2002〕13 号），明确提出："各级政府要积极组织引导农民建立以大病统筹为主的新型农村合作医疗制度，重点解决农民因患传染病、地方病等大病而出现的因病致贫、返贫问题。农村合作医疗制度应与当地经济社会发展水平、农民经济承受能力和医疗费用需要相适应，坚持自愿原则，反对强迫命令，实行农民个人缴费、集体扶持和政府资助相结合的筹资机制。"

2003 年，国务院办公厅转发卫生部等部门《关于建立新型农村合作医疗制度的意见》（国办发〔2003〕3 号），明确提出："新型农村合作医疗制度实行个人缴费、集体扶持和政府资助相结合的筹资机制。农民个人每年的缴费标准不应低于 10 元，经济条件好的地区可相应提高缴费标准。乡镇企业职工（不含以农民家庭为单位参加新型农村合作医疗的人员）是否参加新型农村合作医疗由县级人民政府确定。有条件的乡村集体经济组织应对本地新型农村合作医疗制度给予适当扶持。扶持新型农村合作医疗的乡村集体经济组织类型、出资标准由县级人民政府确定，但集体出资部分不得向农民摊派。鼓励社会团体和个人资助新型农村合作医疗制度。地方财政每年对参加新型农村合作医疗农民的资助不低于人均 10 元，具体补助标准和分级负担比例由省级人民政府确定。经济较发达的东部地区，地方各级财政可适

---

[1] 宋士云.1955—2000 年中国农村合作医疗保障制度的历史考察 ［J］. 青岛科技大学学报（社会科学版），2007，23（3）：60－66，75。

[2] 夏杏珍.农村合作医疗制度的历史考察 ［J］. 当代中国史研究，2003（5）：110－118。

当增加投入。从 2003 年起，中央财政每年通过专项转移支付对中西部地区除市区以外的参加新型农村合作医疗的农民按人均 10 元安排补助资金。"为了防止逆向选择、加速扩大新农合的覆盖面，新农合在实施过程中均采取了以家庭为单位的参合方式。

2010 年出台的《社会保险法》第二十四条规定："国家建立和完善新型农村合作医疗制度。新型农村合作医疗的管理办法，由国务院规定。"随后，各地在实施新型农村合作医疗制度试点过程中逐渐扩大人群覆盖范围，提高筹资标准。

三、城镇居民基本医疗保险

2007 年，国务院下发了《关于开展城镇居民基本医疗保险试点的指导意见》（国发〔2007〕20 号，以下简称《意见》），并明确 2007 年将在有条件的省份选择一两个市，进行建立以大病统筹为主的城镇居民基本医疗保险制度试点。该《意见》明确提出："试点工作要坚持低水平起步，根据经济发展水平和各方面承受能力，合理确定筹资水平和保障标准。试点城市应根据当地的经济发展水平以及成年人和未成年人等不同人群的基本医疗消费需求，并考虑当地居民家庭和财政的负担能力，恰当确定筹资水平；探索建立筹资水平、缴费年限和待遇水平相挂钩的机制。城镇居民基本医疗保险以家庭缴费为主，政府给予适当补助。"

2010 年出台的《社会保险法》第二十五条规定："国家建立和完善城镇居民基本医疗保险制度。城镇居民基本医疗保险实行个人缴费和政府补贴相结合。"

四、城乡居民基本医疗保险

2016 年 1 月，国务院发布《关于整合城乡居民基本医疗保险制度的意见》（国发〔2016〕3 号，以下简称《意见》），推动城镇居民基本医疗保险和新农合制度进行整合。该《意见》明确提出："（一）统一覆盖范围。城乡居民医保制度覆盖范围包括现有城镇居民医保和新农合所有应参保（合）人员，即覆盖除职工基本医疗保险应参保人员以外的其他所有城乡居民。农民工和灵活就业人员依法参加职工基本医疗保险，有困难的可按照当地规定参加城乡居民医保。各地要完善参保方式，促进应保尽保，避免重复参保。（二）统一筹资政策。坚持多渠道筹资，继续实行个人缴费与政府补助相结合为主的筹资方式，鼓励集体、单位或其他社会经济组织给予扶持或资助。各地要统筹考虑城乡居民医保与大病保险保障需求，按照基金收支平衡的原则，合理确定城乡统一的筹资标准。现有城镇居民医保和新农合个人缴费标准差距较大的地区，可采取差别缴费的办法，利用 2—3 年时间逐步过渡。整合后的实际人均筹资和个人缴费不得低于现有水平。完善筹资动态调整机制。在精算平衡的基础上，逐步建立与经济社会发展水平、各方承受能力相适应的稳定筹资机制。逐步建立个人缴费标准与城乡居民人均可支配收入相衔接的机制。合理划分政府与个人的筹资责任，在提高政府补助标准的同时，适当提高个人缴费比重。"

2017 年 10 月，党的十九大报告提出："按照兜底线、织密网、建机制的要求，全面建成覆盖全民、城乡统筹、权责清晰、保障适度、可持续的多层次社会保障体系。全面实施全民参保计划。完善统一的城乡居民基本医疗保险制度和大病保险制度。"

从基本医保筹资政策要求看，我国基本医保制度建设正在从扩面向提质增效转变，从滞后经济社会发展向逐步与经济社会发展同步转变。

59

第三节　我国基本医疗保险制度筹资现状

一、基本医保覆盖人数

我国基本医疗保险制度覆盖人数逐年增加，从 2009 年的 123456 万人增加至 2017 年的 135700 万人（详见表 2 - 1），2017 年人群覆盖率达 97.62%。

表 2 - 1　2009—2017 年我国基本医疗保险制度覆盖人数

年份	合计（万人）	职工医保（万人）	城乡居民医保（万人）		
			小计	居民医保	新农合
2009	123456	21937	101519	18210	83309
2010	126823	23735	103088	19528	83560
2011	130543	25227	105316	22116	83200
2012	134142	26486	107656	27156	80500
2013	137272	27443	109829	29629	80200
2014	133347	28296	105051	31451	73600
2015	133582	28893	104689	37689	67000
2016	136127	29532	106595	79079	27516
2017	135700	30322	105378	89065	16313

资料来源：2009—2013 年《中国社会保险年鉴》、2014—2016 年《中国社会保险发展年度报告》，2017 年度《人力资源和社会保障事业发展统计公报》，2018 年《中国卫生健康统计提要》；2016 年和 2017 年居民医保数据包括城镇居民医保和城乡居民医保数据。

我国职工医保覆盖人数逐年增加，从 2009 年的 21937 万人上升至 30322 万人，其中覆盖在职职工人数从 16410 万人上升至 22288 万人；职工医保覆盖人数低于同期职工养老保险覆盖人数，职工医保覆盖的在职职工人数与职工养老保险覆盖的在职职工人数差距逐渐拉大，2017 年为 6980 万人（详见表 2 - 2）。职工医保覆盖的人数低于同期城镇就业人数，且差距有所加大，2017 年为 12140 万人。从覆盖人数看，目前职工医保未能做到应保尽保。

表 2 - 2　　2009—2017 年职工养老保险、职工医保和
城镇从业人数比较

年份	职工医保覆盖人数（万人）			职工养老保险覆盖人数（万人）			城镇就业人数（万人）
	合计	在职	退休	合计	在职	退休	
2009	21937	16410	5527	23550	17743	5807	31120
2010	23735	17791	5944	25707	19402	6305	32288
2011	25227	18949	6279	28391	21565	6826	35914
2012	26486	19861	6624	30427	22981	7446	37102
2013	27443	20501	6942	32218	24177	8041	38240
2014	28296	21041	7255	34124	25531	8593	39310
2015	28893	21362	7531	35361	26219	9142	40410
2016	29532	21720	7812	37929	27826	10103	41428
2017	30322	22288	8034	40294	29268	11026	42462

资料来源：2009—2017 年度《人力资源和社会保障事业发展统计公报》。

二、基本医保筹资水平

职工医保与居民医保筹资水平逐年提高，职工医保人均筹资水平从 2009 年的 1511 元上升至 2017 年的 4049 元，同期居民医保人均筹资额从 130 元增加至 647 元；职工医保与居民医保筹资水平的相对差距有所缩小，居民医保人均筹资标准与职工医保人均筹资标准的比值从 2009 年的 0.09 上升至 2017 年的 0.16；但职工医保与居民医保筹资水平的绝对差距日益扩大，从 2009 年

的 1381 元上升至 2017 年的 3402 元（详见表 2 - 3）。

表 2 - 3　　2009—2017 年我国基本医疗保险人均筹资额

年份	职工医保人均筹资水平（元）	居民医保人均筹资水平（元）	居民医保/职工医保	职工医保与居民医保人均差距（元）
2009	1511	130	0.09	1381
2010	1667	164	0.10	1503
2011	1960	246	0.13	1714
2012	2289	284	0.12	2005
2013	2504	360	0.14	2144
2014	2680	409	0.15	2271
2015	3144	515	0.16	2629
2016	3479	590	0.17	2889
2017	4049	647	0.16	3402
年均增长率（%）	13.11	22.21	—	—

资料来源：根据 2009—2013 年《中国社会保险年鉴》、2014—2016 年《中国社会保险发展年度报告》推算而得。

三、基本医保筹资来源

（一）职工医保

职工医保基金主要来自个人缴费和单位缴费。个人缴费仅限于在职职工，退休人员不缴费，目前，在职职工缴费基本维持在个人工资基数的 2%；单位缴费为当年在职职工工资基数总额的 6% 以上。目前，我国职工医保单位缴费比例最高的是上海市和杭州市。上海市在 2000 年至 2013 年 11 月 30 日期间，单位缴费比例为工资基数的 10%，2013 年 12 月 1 日后降为 9%；杭州市自 2005 年起，单位缴费比例提高到 9.5%，2014 年提高到 11.5%，2018 年调整为 10.5%。

（二）城乡居民医保

2005 年以来，新农合人均筹资水平逐年提升，从 2005 年的 42.14 元/人提升至 2017 年的 612.90 元/人；个人缴费比例有所起伏，从 2005 年的 38.13% 下降至 2008 年的 15.38%，2009 年上升至 20.56%，2010 年又下降至 20% 以下并一直持续到 2015 年；财政补助比例从 2005 年的 56.20% 迅速上升至 2008 年的 83.57%，2009 年降至 78.53%，2010—2014 年持续保持在 80% 以上，2015 年为 79.83%（详见表 2-4）。

表 2-4　　　2005—2017 年我国新农合制度人均
筹资水平及个人筹资比例

年份	人均筹资水平（元/人）	个人缴费（%）	财政补助（%）	其他（%）
2005	42.14	38.13	56.20	5.67
2006	50.86	27.82	70.09	2.08
2007	58.06	22.71	76.06	1.23
2008	96.25	15.38	83.57	1.05
2009	113.37	20.56	78.53	0.91
2010	156.50	18.64	80.53	0.83
2011	246.21	14.73	84.38	0.89
2012	308.66	17.94	81.05	1.01
2013	370.63	18.09	80.70	1.21
2014	411.04	17.69	81.09	1.22
2015	490.30	19.25	79.83	0.92
2016	559.00	—	—	—
2017	612.90	—	—	—

资料来源：2008—2015 年《新型农村合作医疗信息手册》，2017 年、2018 年《中国统计年鉴》。

2008 年，居民医保处于试点阶段，当年人均筹资水平为 140 元/人；随后居民医保人均筹资水平呈现逐年上升趋势，从 2009 年的 130 元/人逐年上升至 2017 年的 647 元/人，个人缴费比例从 2008 年的 45% 逐年下降至 2014 年的 20.78%，随后逐渐上升至 2017 年的 28.07%；财政补助比例从 55% 逐年上升至 2014 年的 79.22%，随后略有下降，2017 年为 71.93%（详见表 2-5）；与 2007 年出台的政策要求（城镇居民基本医疗保险以家庭缴费为主，政府给予适当补助）相差甚远。

表 2-5　　2008—2017 年我国城镇居民基本医疗保险
制度人均筹资水平及筹资构成

年份	人均筹资水平（元/人）	个人缴费（%）	财政补助（%）
2008	140	45.00	55.00
2009	130	39.23	60.77
2010	164	32.93	67.07
2011	246	25.20	74.80
2012	284	21.83	78.17
2013	360	21.67	78.33
2014	409	20.78	79.22
2015	515	21.75	78.25
2016	590	24.20	75.80
2017	647	28.07	71.93

注：2017 年为城乡居民医保数据。

四、基金配置

职工医保基金主要分为个人账户和统筹基金两部分，分别用于支付门诊医药费用和住院费用。个人账户占职工医保基金的比例基本保持在 37%—40% 之间，2017 年为 37.75%（详见表 2-6）。

表 2-6　　　2009—2017 年我国职工医保基金个人
账户收入及其所占比例

年份	个人账户收入（亿元）	占职工医保基金收入比例（%）
2009	1321	38.63
2010	1579	39.92
2011	1930	39.03
2012	2341	38.62
2013	2777	39.32
2014	3127	38.90
2015	3397	37.40
2016	4024	39.17
2017	4635	37.75

资料来源：2009—2017 年《人力资源和社会保障事业发展统计公报》。

个人账户基金主要来源于在职职工个人缴费和单位缴费，政策要求将单位缴费的 30% 左右划入个人账户，但各地职工医保单位缴费划入个人账户办法略有不同。总体来看，单位缴费划入个人账户的比例随着参保对象年龄的增加而增加，但各地的年龄段划分不一致。在职职工，除了上海市采取的是上一年度本市职工年平均工资为基数，部分体现了医保筹资的再分配功能，其余各地均以职工个人工资总额（当年或上年）为基础，未能体现医保筹资的再分配功能；退休人员个人账户划入的基数既有按照本市职工月平均工资的，如北京、上海（部分体现了医保筹资的再分配功能）；也有按照本人退休金总额的，如镇江；也有采取两者相结合的，如杭州、长沙和成都（详见表 2-7）。

表2-7　　　我国部分地区职工医保单位缴费

划入个人账户办法比较

地区	年龄段	用人单位缴纳的基本医疗保险费划入个人账户比例（%）
上海	<35岁的在职职工	按上一年度本市职工年平均工资的0.5%
	35—44岁在职职工	按上一年度本市职工年平均工资的1%
	45岁及以上的在职职工	按上一年度本市职工年平均工资的1.5%
	<70岁的退休人员	按上一年度本市职工年平均工资的4%
	75岁及以上退休人员	按上一年度本市职工年平均工资的4.5%
镇江	<45岁的在职职工	本人上年度工资总额的4%
	45岁及以上的在职职工	本人上年度工资总额的5%
	退休人员	本人上年度退休金总额的6%
杭州	<45岁的在职职工	本人月缴费工资基数的0.5%
	45岁及以卜的在职职工	本人月缴费工资基数的0.8%
	70岁及以下的退休人员	5.8%（以上年度省平均工资为基数，其中，本人上年度基本养老金高于上年度省平均工资的，按本人上年度基本养老金计算）
	>70岁的退休人员	6.8%（以上年度省平均工资为基数，其中，本人上年度基本养老金高于上年度省平均工资的，按本人上年度基本养老金计算）
长沙	35岁及以下的在职职工	本人缴费基数的0.7%
	36—45岁的在职职工	本人缴费基数的1.4%
	>45岁的在职职工	本人缴费基数的1.2%
	退休人员	按规定基数的4%划入。单位退休人员以用人单位上年度职工月平均缴费基数为个人账户划入基数；灵活就业退休人员以上年度全省在岗职工平均工资的60%为个人账户划入基数；提留了医疗保险费的改制破产单位退休人员以上年度全省在岗职工平均工资为个人账户划入基数。退休人员本人养老金高于个人账户划入基数的，以本人养老金为个人账户划入基数

续表

地区	年龄段	用人单位缴纳的基本医疗保险费划入 个人账户比例（%）
成都	<50 岁的在职职工	每 1 周岁增加本人缴费基数的 0.02%
	50 岁及以上的在职职工	每 1 周岁再增加本人缴费基数的 0.035%
	退休人员	每 1 周岁再按上一年度成都市职工平均工资增加 0.035%。本人基本养老金高于上一年度成都市职工平均工资的，以本人基本养老金为个人账户计入基数

资料来源：各地基本医疗保险管理办法。

新农合和居民医保最初也采取了家庭账户（个人账户）和住院统筹基金相结合的基金配置方式，但由于家庭账户（个人账户）的筹资水平较低，风险共济能力有限，2010 年以后，逐步推进门诊统筹和住院统筹相结合的基金配置方式。[1][2]

67

----

① 桂莉，叶金国. 新型农村合作医疗门诊统筹基金支付方式研究［J］. 人口与经济，2009（6）：90 - 93。

② 娄成武，常爱连. 门诊统筹模式下新农合制度的现状、问题与对策［J］. 中共青岛市委党校青岛行政学院学报，2010（4）：79 - 83。

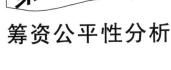

筹资公平性分析

第一节　公平性概念与理论分析

一、公平的概念界定

公平是人类社会永恒的话题，是道德和法律的核心问题。但是，公平是什么，一直以来各个领域都对其有不同的解释。中国文化对公平的解释是公正、不偏不倚。

西方更侧重于经济学中的公平，其中影响最为深远的是福利经济学的公平观。福利经济学本身就是关于公平的一个学科，但是在福利经济学派内部也有不同的观点。其代表人物包括罗尔斯、帕累托、瓦里安和弗利等。在罗尔斯的公平观中，正义是其评价的价值标准，也是收入分配的准则。他强调公平的重要性，认为一个人不能以损害他人的利益为代价，来获取自己的利益。①② 瓦里安和弗利二人均以个人的情绪作为判断公平的准则。具体来说，瓦里安认为，在分配中没有一个人羡慕其他人，那么这种分配就是公平的。③ 弗利则是用相反的情绪——嫉妒作为公平的判断标准的。④ 帕累托则是从效率的角度认识公平的，这一点与罗尔斯和瓦里安、弗利不同。他认为，对于某一种经济资源配置，在不使任何人情况变坏的情况下，不能再令某些人情况变好，这种配置就是最优配置。这种状态也被称为帕累托最优状态。⑤

二、公平性理论

公平性理论是 1965 年由美国著名的心理学家约翰·斯塔希·亚当斯（John Stacey Adams）首次提出来的。该理论主要研究的是员工的激励程度和直觉比较之间的关系，亚当斯认为员工的激励程度的大小跟自己和参照对象的投入报酬比例的主观比较感觉有关。⑥

但是，公平性理论最早可以追溯到 18 世纪的杰利米·边沁（J. Bentham），他是西方系统的功利主义伦理学说的创始人和代表人物。⑦

69

---

① 罗尔斯. 姚大志，译. 作为公平的正义［M］. 上海：上海三联书店，2002。
② 林振德，赵伟. 公平性理论分析［J］. 当代经济，2015（8）：10－12。
③ 刘捷. 关于我国财政的公平与效率问题研究［D］. 山西财经大学，2005。
④ FOLEY D. Resource allocation and the public sector［J］. Yale Economic Essays，45。
⑤ 保罗·萨缪尔森，威廉·诺德豪斯. 经济学（第19版）［M］. 萧琛，译. 北京：商务印书馆，2014。
⑥ ADAMS J. Stancy：Inequity in Social Exchange. In：Lenard Berkowitz，ed. Advances in Experimental Social Psychology［M］. New York，NY：Academic Press，1965。
⑦ 牛京辉. 英国功用主义伦理思想研究［M］. 北京：人民出版社. 2002：41。

边沁以感性主义作为其功利理论的基础，从人的感觉经验出发，强调"苦"与"乐"是人类的主人，是决定行为的动力，是判断是非的标准，是功利原则的基础。边沁提出："一种行为，其增多社会幸福的趋向大于其任何减少社会幸福的趋向，我们就说这个行为是符合功利原则的。"他认为，每个人都生活在一个社会共同体之中，个人的行为往往会影响他人乃至整个社会共同体，反之亦然。这就决定了每个人在追求自己的利益、幸福时，不得不同时考虑他人和社会共同体的利益、幸福，对个人利益的追求必须以不损害他人和社会利益为前提，因为损害他人和社会利益终究也会危及自己的利益。[①]

功利主义理论的公平原则可以表述为："实现最大多数人的最大幸福。"所有人的权重一致，意愿支付而非能力支付。

1971 年，美国哈佛大学罗尔斯教授提出作为公平的正义论，其核心原则有两个："第一个原则，每个人对与所有人所拥有的最广泛平等的基本自由体系相容的类似自由体系都应有一种平等的权利。第二个原则，社会和经济的不平等应这样安排：（1）在与正义的储存原则一致的情况下，适合于最少受惠者的最大利益；（2）并且依系于在机会公平平等的条件下职务和地位向所有人开放。"第一个原则可概括为平等自由原则，第二个原则可概括为机会的差别原则与公平原则。[②]

三、卫生领域的公平性分析

公平性是经济学家在卫生领域关注的一个重要政策目标，筹资公平性是基本医疗保险制度发展的内在要求和基本特征，也是

---

① 牛京辉. 英国功用主义伦理思想研究［M］. 北京：人民出版社. 2002：41。
② 罗尔斯. 作为公平的正义［M］. 姚大志，译. 上海：上海三联书店，2002。

经济学家在基本医疗保险领域关注的重点之一。经济学家对于公平性问题的认识在不同国家有所不同，甚至在同一国家内部也有差别。①②③④ 威廉姆斯比较了自由论者和公平论者的观点，前者认为，卫生筹资应该主要基于支付意愿，主要采用私人保险的方式来解决卫生筹资问题，后者认为，卫生筹资应主要基于支付能力，主要采取社会医疗保险的方式来解决卫生筹资问题。⑤ 中国在建立基本医疗保险制度时采用了社会医疗保险作为主要的制度安排，因此，本书采用了根据支付能力筹资的方式来衡量我国医保制度筹资的公平性。针对城镇职工医保，采用了缴费基数和划入比例作为分析公平性的具体指标；针对城乡居民医保，选择个人缴费占城乡居民人均可支配收入的比例作为比较医保筹资公平性的具体指标，同时以城乡居民医疗保健支出作为反映城乡居民卫生筹资公平性的补充指标。

对于公平性的分类，不同学者从不同的维度进行了分析，有的将公平分为起点公平、过程公平和结果公平，有的将公平分为水平公平与垂直公平。水平公平认为具有相同支付能力的人支付相同的标准；垂直公平认为不同支付能力的人支付不同的标准，

71

① WHITEHEAD M. The concepts and principles of equity in health [J]. Int J Health Serv, 1992, 22: 429 – 445。

② WILLIAMS A H. Equity in health care: The role of ideology [M] //Van Doorslaer, E., Wagstaff, A. and Rutten, F. eds., Equity in the finance and delivery of health care. Oxford: Oxford University Press, 1993。

③ SEN A. Why health equity? [J]. Health Economics, 2002 (11): 659 – 666。

④ CULYER A J, Wagstaff A. Equity and equality in health and health care [J]. Journal of Health Economics, 1993 (12): 431 – 457。

⑤ WILLIAMS A H. Equity in health care: The role of ideology [M] //Van Doorslaer, E., Wagstaff, A. and Rutten, F. eds., Equity in the finance and delivery of health care. Oxford: Oxford University Press, 1993。

支付能力越高，支付水平越高。①

第二节　职工医保筹资的公平性分析

　　讨论职工医保筹资的公平性，主要关注两个方面：一是筹资基数是如何确定的，是否有助于改善筹资的公平性；二是在职和退休人员个人账户的划入方式与比例是否改善了筹资公平性。

一、筹资基数

　　关于筹资基数，《国务院关于建立城镇职工基本医疗保险制度的决定》（国发〔1998〕44号）明确规定：基本医疗保险费由用人单位和职工共同缴纳。用人单位缴费率应控制在职工工资总额的6%左右，职工缴费率一般为本人工资收入的2%。随着经济的发展，用人单位和职工缴费率可作相应调整。各地在确定筹资基数时，大多采用了当地职工月平均工资的60%和3倍作为缴费基数的下限和上限。对于收入不足当地职工月平均工资60%的，以职工月平均工资的60%作为缴费基数；对于收入超过当地职工月平均工资3倍的，以职工月平均工资的3倍作为缴费基数。这样的制度安排，对于收入较高人员来说是累退的，对于收入较低人群是累进的。这违背了筹资的垂直公平原则，严重影响了收入较低人员的福利。

---

　　①　杜汋，孙华君，邹佳辰，等. 中国卫生筹资的垂直公平与水平公平［J］. 卫生软科学，2018，32（9）：20－23。

二、在职和退休人员个人账户划入的方式与比例

《国务院关于建立城镇职工基本医疗保险制度的决定》（国发〔1998〕44号）明确规定："要建立基本医疗保险统筹基金和个人账户。"基本医疗保险基金由统筹基金和个人账户构成。职工个人缴纳的基本医疗保险费，全部计入个人账户。用人单位缴纳的基本医疗保险费分为两部分，一部分用于建立统筹基金，另一部分划入个人账户。划入个人账户的比例一般为用人单位缴费的30%左右，具体比例由统筹地区根据个人账户的支付范围和职工年龄等因素确定。尽管各地均将30%左右的单位缴费划入个人账户，但各地划入个人账户的办法略有不同，对筹资的影响也不一样。以直辖市中的北京、上海，两江试点中的镇江，以及东部的江苏南京、中部的湖北武汉和西部的陕西西安为例，它们的个人账户划入方法各不相同（表3-1），部分地区的个人账户划入方法促进了筹资的公平性，部分地区的划入方法却加剧了筹资的不公平性。

总体来看，单位缴费划入个人账户的比例随着参保对象年龄的增加而增加，但各地的年龄段划分不一致。在职职工方面，除了上海市采取的是上一年度本市职工年平均工资为基数，部分体现了医保筹资的再分配功能；其余各地均以职工个人缴费基数为基础，缴费基数越高，则个人账户划入金额越高，这样的划入办法，固化了不同人群的筹资差距，未能体现医保筹资的再分配功能；退休人员个人账户划入的基数，既有按照本市职工月平均工资的，如上海，也有按照定额划入的，如南京；这两地的划入办法，部分体现了医保筹资的再分配功能；其余地区的个人账户划入标准均与退休职工的养老金或退休费挂钩（详见表3-1），养老金或退休费越高，划入个人账户的资金越多，这样的划入办法

73

固化了领取不同养老金的退休人员在医保筹资方面的差距，不仅没有促进筹资公平性，反而加剧了筹资的不公平性。

表 3 - 1   我国部分地区职工医保单位缴费划入个人账户办法比较

地区	年龄段（岁）	用人单位缴纳的基本医疗保险费划入个人账户比例（%）
上海	<35 岁的在职职工	按上一年度本市职工年平均工资的 0.5%
	35—44 岁在职职工	按上一年度本市职工年平均工资的 1%
	45 岁及以上的在职职工	按上一年度本市职工年平均工资的 1.5%
	<75 岁的退休人员	按上一年度本市职工年平均工资的 4%
	75 岁及以上退休人员	按上一年度本市职工年平均工资的 4.5%
镇江	<45 岁的在职职工	本人上年度工资总额的 4%
	45 岁及以上的在职职工	本人上年度工资总额的 5%
	退休人员	本人上年度退休金总额的 6%
南京	<45 岁的在职职工	本人月缴费工资基数的 3%
	45 岁及以上的在职职工	本人月缴费工资基数的 4%
	70 岁及以下的退休人员	100 元/月/人
	70 岁以上至 80 岁的退休人员	120 元/月/人
	>80 岁的退休人员	150 元/月/人
	新中国成立前参加工作的	200 元/月
武汉	35 岁及以下的在职职工	本人缴费基数的 1.1%
	36—45 岁的在职职工	本人缴费基数的 1.4%
	>45 岁的在职职工	本人缴费基数的 1.7%
	70 岁及以下的退休人员	以本人上年度月平均退休费为基数，按 4.8% 划入
	>70 岁的退休人员	以本人上年度月平均退休费为基数，按 5.1% 划入

续表

地区	年龄段（岁）	用人单位缴纳的基本医疗保险费划入个人账户比例（%）
西安	40 岁及以下的在职职工	本人缴费基数的 2.7%
	41—50 岁的在职职工	本人缴费基数的 3.0%
	＞50 岁的在职职工	本人缴费基数的 3.6%
	退休人员	以本人养老金为基数，按 5.0% 计入

数据来源：各地基本医疗保险管理办法。

第三节　整合城乡居民基本医疗保险制度筹资公平性

　　进入新世纪以来，"因病致贫、因病返贫"现象引起中国政府高度重视。2002 年和 2007 年，中国政府先后启动新型农村合作医疗制度试点和城镇居民基本医疗保险试点工作，试图为农村居民和城镇非正式就业人群建立医疗保险制度，防范疾病带来的经济风险，提升卫生筹资的公平性。[①] 经过十多年的发展，低水平、广覆盖的新农合制度和居民医保制度取得积极成效，两项制度基本覆盖了城镇职工基本医疗保险制度未覆盖的人群，参保（合）率保持在 95% 以上，人均筹资水平从最初的人均 30 元提高至 2015 年的人均 400 元以上，住院医疗费用政策范围内补偿比达 50% 以上，两项制度的建立和发展为缓解城乡居民"因病

---

　　① 中共中央国务院关于进一步加强农村卫生工作的决定 ［EB/OL］.（2002 - 10 - 19）［2018 - 10 - 12］. http：//www.gov.cn/gongbao/content/2002/content_61818. htm。

致贫、因病返贫"作出了积极贡献。

但随着人口流动的加剧，两项制度人群重复覆盖现象日益加剧，既加重了参保（合）人员的缴费负担，又影响了财政投入效果。① 鉴于两项制度在政策框架、管理办法和运行操作等方面具有较强的一致性，特别是两项制度在筹资与保障待遇方面比较接近，为整合这两项制度奠定了基础。2016 年 1 月，《国务院关于整合城乡居民基本医疗保险制度的意见》（国发〔2016〕3号，以下简称《意见》）正式出台，要求在覆盖范围、筹资政策、保障待遇、医保目录、定点管理和基金管理等六个方面统一。统一筹资政策是整合城乡居民基本医疗保险制度的重要内容，该《意见》中明确提出："合理确定城乡统一的筹资标准"，但对于标准是绝对金额还是相对比例没有进行明确界定。为了加快城乡居民基本医疗保险制度整合进程，提升医保制度的筹资公平性，本书拟从公平性角度对新农合与居民医保制度的筹资政策进行分析，为医保政策研究者和决策者提供参考。

一、数据来源及方法

鉴于居民医保从 2007 年开始试点，基于数据的可比性和可获得性，本书收集了 2008—2015 年新农合和居民医保的筹资数据，新农合数据来自《中国卫生统计年鉴》（2009—2012 年）、《中国卫生和计划生育统计年鉴》（2013—2016 年）和《新型农村合作医疗统计信息手册》（2008—2015 年），居民医保数据主要来自《中国劳动统计年鉴》（2009—2016 年）和《中国社会保险年鉴》（2009—2015 年）。同时，查阅我国东部的广东省广州市、

---

① 郑功成. 城乡医保整合态势分析与思考［J］. 中国医疗保险杂志，2014，6（2）：8－11。

中部的湖南省长沙市和西部的陕西省西安市等地的城乡居民基本医疗保险制度整合方案，并对其制度整合后的筹资政策进行简要的分析。

二、结果分析

（一）覆盖面

2008—2015 年期间，居民医保覆盖人数逐年增加，从 2008 年的 1.18 亿人增加只 2015 年的 3.77 亿人；新农合覆盖人数从 2008 年的 8.15 亿人增加至 2010 年的 8.36 亿人，随后逐年下降至 2015 年的 6.70 亿人，覆盖人数呈现先增加再下降的趋势，主要原因一是城镇化进程的加快，二是部分地区将新农合整合至居民医保制度中。两个制度覆盖人数从 2008 年的 9.33 亿人增加只 2013 年的 10.98 亿人，随后略有下降，2015 年为 10.47 亿人；两个制度覆盖人数占内地总人口的比例从 2008 年的 70.29% 上升至 2013 年的 80.70%，随后略有下降，2015 年为 76.14%（详见表 3-2）。

表 3-2　2008—2015 年居民医保与新农合覆盖人数

年份	居民医保（亿人）	新农合（亿人）	合计（亿人）	占内地总人口的比例（%）
2008	1.18	8.15	9.33	70.29
2009	1.82	8.33	10.15	76.04
2010	1.95	8.36	10.31	76.86
2011	2.21	8.32	10.53	78.19
2012	2.72	8.05	10.77	79.51
2013	2.96	8.02	10.98	80.70
2014	3.14	7.36	10.50	76.79
2015	3.77	6.70	10.47	76.14

资料来源：2009—2016 年《中国统计年鉴》。

（二）筹资水平

2008—2015 年期间，居民医保与新农合的人均筹资水平增长趋势略有差异。2008—2009 年期间，居民医保仍然处于快速扩面阶段，人均筹资水平不很稳定，年人均筹资额分别为 140 元/人和 130 元/人，个人缴费分别为 63 元和 51 元；2010 年以后，呈现逐年上升趋势，从 164 元/人上升至 2015 年的 515 元/人，同期个人缴费从 32.93 元上升至 21.75 元。新农合人均筹资水平均呈现逐年增长趋势，从 2008 年的 96.25 元/人上升至 2015 年的 490 元/人，个人缴费从 14.80 元增加至 94.33 元（详见表 3-3）。

表 3-3   2008—2015 年中国居民医保和新农合筹资水平比较

年份	居民医保		新农合	
	人均筹资额（元/人）	个人缴费（元）	人均筹资额（元/人）	个人缴费（元）
2008	140	63	96.25	14.80
2009	130	51	113.37	23.31
2010	164	54	156.5	29.17
2011	246	62	246.21	36.27
2012	284	62	308.66	55.37
2013	360	78	370.63	67.05
2014	409	85	411.04	72.71
2015	515	112	490	94.33

资料来源：《中国卫生统计年鉴》（2009—2012 年）和《中国卫生和计划生育统计年鉴》（2013—2016 年）。

（三）城乡居民医保筹资的公平性分析

居民医保和新农合人均筹资占城乡居民人均可支配（纯）收入比例逐年上升，但城乡差距逐渐扩大。居民医保人均筹资占城镇居民人均可支配收入的比例从 2008 年的 0.89% 上升至 2015

78

年的 1.65%，同期新农合人均筹资占农民人均纯收入的比例从 2.02% 上升至 4.55%（详见图 3-1），两者的差距从 1.13% 上升至 2.90%。

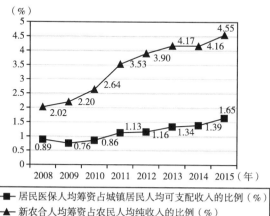

图 3-1 2008—2015 年中国居民医保和新农合人均筹资与收入比较

资料来源：根据 2008—2015 年《新农合统计信息手册》、2009—2015 年《中国社会保险年鉴》和 2009—2016 年《中国统计年鉴》数据分析整理。

居民医保和新农合个人筹资占城乡居民人均可支配（纯）收入比例呈现不同的变化趋势，城乡差距逐渐扩大。居民医保覆盖的城镇居民个人筹资占城镇居民人均可支配收入的比例呈现先下降再上升趋势，从 2008 年的 0.40% 下降至 2012 年的 0.25%，再缓慢上升至 2015 年的 0.35%；新农合覆盖对象的个人筹资占农民人均纯收入的比例总体呈现持续上升趋势，期间略有波动，从 2008 年的 0.31% 上升至 2013 年的 0.75%，2014 年略有下降，2015 年又上升至 0.88%（详见图 3-2）。2008 年，居民医保个人缴费占城镇居民人均可支配收入的比例高于新农合个人缴费占农民人均纯收入的比例，但 2009 年以后，趋势发生逆转，且差距逐年扩大。

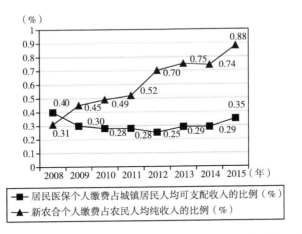

图 3-2 2008—2015 年中国居民医保和新农合个人缴费与收入比较

资料来源：同图 3-1。

城乡居民人均医疗保健支出均呈现逐年上升趋势，但占居民人均可支配（纯）收入的比例和人均消费支出的比例变化趋势不一致。城镇居民人均医疗保健支出从 2008 年的 786.2 元/人上升至 2015 年的 1443.4 元/人，同期农民人均医疗保健支出从 246 元/人上升至 846 元/人。城镇居民医疗保健支出占人均可支配收入的比例一直在 5% 以下波动，2008 年为 4.98%，2009 年略有上升，2010 年开始呈下降趋势，一直下降到 2013 年的最低点，随后逐年上升至 2015 年的 4.63%；城镇居民医疗保健支出占城镇居民人均消费支出的比例呈现先下降再上升趋势，从 2008 年的 6.99% 下降至 2013 年的 6.15%，随后逐年上升至 2015 年的 6.75%。农民医疗保健支出占农民人均纯收入的比例呈持续上升趋势，从 2008 年的 5.17% 上升至 2015 年的 7.85%；农民医疗保健支出占农民年人均消费支出的比例也呈现逐年上升趋势，从

6.72% 上升至 9.17%（详见表3－4）。尽管城镇居民医疗保健支出高于同期的农民，但农民医疗保健支出占人均纯收入的比例和人均消费支出的比例均高于同期的城镇居民。

表3－4　　　2008—2015 年中国城乡居民医疗保健
支出与其收入比较

年份	城镇居民人均医疗保健支出（元/人）	占城镇居民人均可支配收入比例（%）	占城镇居民年人均消费支出比例（%）	农民人均医疗保健支出（元/人）	占农民人均纯收入比例（%）	占农民年人均消费支出比例（%）
2008	786.2	4.98	6.99	246.0	5.17	6.72
2009	856.4	4.99	6.98	287.5	5.58	7.2
2010	871.8	4.56	6.47	326.0	5.51	7.44
2011	969.0	4.44	6.39	436.8	6.26	8.37
2012	1063.7	4.33	6.38	513.6	6.49	8.7
2013	1136.1	4.21	6.15	668.2	7.51	8.93
2014	1305.6	4.44	6.54	753.9	7.62	8.99
2015	1443.4	4.63	6.75	846.0	7.85	9.17

资料来源：2009—2016 年《中国统计年鉴》。

（四）部分地区城乡居民医保制度整合后的筹资政策

2016 年 4 月，广州市下发了《关于调整 2017 年广州市城乡居民医保筹资标准的通知》，明确提出城乡居民实施统一的筹资标准：个人缴费 182 元/年，各级政策补助 436 元/年。

2017 年 10 月，长沙市下发了《关于做好 2018 年度城乡居民基本医疗保险参保缴费工作的通知》，明确了城乡居民实施统一的筹资标准：一般人员的缴费标准为 180 元/年。

2017 年 8 月，西安市下发了《关于转发做好 2017 年城镇居民基本医疗保险工作的通知》，明确了城乡居民实施统一的筹资标准：2017年西安市城镇居民基本医疗保险政府补助标准由每人每年440元提高到每人每年470元，正常城镇非从业居民个人缴纳180元。

从这些地区城乡居民基本医疗保险制度整合的实践看，各地在统一筹资标准时，均采用了等额的筹资标准。

三、公平性讨论

（一）城乡二元经济格局背景下的城乡居民基本医疗保险制度筹资差距

尽管我国的城镇化进程在逐年加快，城镇化率已经达到57.35%，我国传统的城乡二元经济格局已经发生了明显变化，但由于我国人口基数大，城乡二元经济格局在短时间内很难转变，2016年城乡居民人均可支配收入分别为33616元/人和12363元/人[①]，城镇居民人均可支配收入是农村居民的2.72倍。

在城乡二元经济格局的背景下，我国逐步建立了城乡居民基本医疗保险制度，并基本覆盖了所有城乡居民。从城乡居民基本医疗保险的筹资差距看，居民医保和新农合的人均筹资额度比较接近，城乡之间几乎不存在差距。2008—2010年期间，居民医保的人均筹资额高于新农合，2011—2014年新农合的人均筹资额高于居民医保，2015年，居民医保人均筹资额再度略高于新农合（详见表3-3）。在率先开始城乡居民基本医疗保险制度整合的省份，如宁夏、天津、重庆、浙江、青海和山东等[②]，针对同一统筹地区的城乡居民，大多也是采用几乎等额的筹资标准，

---

① 中华人民共和国2016年国民经济和社会发展统计公报［EB/OL］.（2017-02-28）http：//www.stats.gov.cn/tjsj/zxfb/201702/t20170228_1467424.html。

② 人社部社会保险事业管理中心.中国社会保险发展年度报告2015［M］.北京：劳动和社会保障出版社，2016。

城乡之间基本没有差距；最近实施整合的广东省广州市、湖南省长沙市和陕西省西安市也是如此。

（二）城乡居民医保制度整合与筹资公平性

2016 年起，各省逐步开始将原有的居民医保和新农合整合成城乡居民基本医疗保险制度，在整合过程中，各地在落实统一筹资标准要求时，大多沿袭了前期整合省份的做法，采取城乡居民等额缴费的筹资安排，如河北、湖南和江西等地。这样的制度安排，与原有的居民医保和新农合制度衔接比较容易，城乡居民易于理解，有助于制度整合和平稳过渡。但从筹资公平性角度分析，这样的制度设计并没有改善城乡居民在基本医保筹资方面的公平性，2008—2015 年的数据显示，居民医保和新农合个人缴费占城乡居民人均可支配（纯）收入比例有所扩大，增加了城乡居民在基本医保筹资方面的不公平；从制度运行的结果来看，居民医保和新农合制度的运行，也没有缩小城乡居民在医疗保健支出方面的不公平，农民医疗保健支出占人均纯收入的比例和人均消费支出的比例持续高于同期的城镇居民，且差距近年来有所扩大。部分省份已经意识到城乡居民等额筹资的弊端，如浙江省在整合城乡居民基本医疗保险制度过程中，提出"有条件的地区要探索建立个人缴费标准与城乡居民人均可支配收入相挂钩的机制"的要求。

国际经验表明，社会保障调节收入分配的作用在一定程度上要大于其他措施。有关研究表明，发达国家社会保障调节收入分配差距的作用要大于税收。[①] 城乡居民基本医疗保险是我国社会保障制度的重要组成部分，理应承担改善初次收入分配不平等的

---

① 王延中，龙玉其. 发挥好社会保障收入再分配作用［EB/OL］. http：//news. xin－huanet. com/fortune/2016－04－01/c_128854683. htm。

功能，但从实际运行看，现有的筹资制度安排，并没有缩小城乡之间的差距，社会保障的再分配功能有待加强。

（三）公平与平等的关系

公平和平等均是健康领域追求的重要目标，但其应用范围不同。[1][2] 在卫生服务提供方面，国际社会更强调平等，追求机会平等和结果平等；在健康筹资领域，国际社会更注重公平，在社会医疗保险制度建设过程中，推崇按支付能力缴纳保险费用[3][4][5][6][7]；我国的城镇职工基本医疗保险即是按照这种原则筹资的（按照个人收入的固定比例筹资）。但是，从城乡居民基本医疗保险制度建设过程来看，城镇居民和新农合覆盖对象的筹资制度安排更注重了平等，而忽视了公平，以形式的平等（人均筹资额基本一致）掩盖了城乡居民之间在医保筹资方面的不公平。

（四）局限性

受限于二手数据，本书未对城乡居民基本医保筹资的不公平性程度进行测量，但通过比较个人缴费占城乡居民人均可支配（纯）收入比例的差距，可以一定程度上说明城乡居民在医保筹资方面是否存在不公平以及不公平的趋势变化。

---

[1][3]　WHITEHEAD M. The concepts and principles of equity in health [J]. Int J Health Serv, 1992, 22: 429 – 445。

[2][4]　WILLIAMS A H. Equity in health care: The role of ideology [M] //Van Doorslaer, E., Wagstaff, A. and Rutten, F. eds., Equity in the finance and delivery of health care. Oxford: Oxford University Press, 1993。

[5]　SEN A. Why health equity? [J]. Health Economics, 2002 (11): 659 – 666。

[6]　CULYER A J, Wagstaff A. Equity and equality in health and health care [J]. Journal of Health Economics, 1993 (12): 431 – 457。

[7]　BRAVEMAN P, Gruskin S. Defining equity in health [J]. J Epidemiology Community Health, 2003, 57: 254 – 258。

　　本书在比较城乡居民医保筹资公平性时，分别采用了城镇居民人均可支配收入和农民人均纯收入两个指标，主要原因是2015年之前，缺乏权威的农民人均可支配收入数据；尽管农民人均纯收入与农民人均可支配收入略有差别，但其变化趋势是一致的，在没有权威的农民人均可支配收入数据时，本书用人均纯收入来代替，不影响分析城乡居民在医保筹资方面的公平性。

四、结论与建议

（一）采取城乡居民平等筹资，不利于缩小城乡差距、改善医保筹资的公平性

　　在城乡二元经济格局尚未明显改变的背景下，我国开始整合城乡居民基本医疗保险制度，实行城乡居民平等筹资，有助于实现制度的有效衔接和平稳过渡，但不利于缩小城乡差距，改善城乡居民在基本医保筹资方面的公平性。

（二）城乡居民基本医疗保险制度整合应坚持筹资的公平性原则

　　在医保筹资领域，应坚持公平原则，而不是平等原则。中国城乡居民基本医疗保险制度整合过程中，应该逐步改变目前的平等筹资原则，采取公平筹资原则，按照城乡居民人均可支配收入的同等比例进行筹资，以缩小城乡差距，改善城乡居民在医保筹资方面的公平性。鉴于我国目前尚未建立完善的个人收入申报制度，城乡居民医保筹资不可能像职工医保筹资一样，实现按照每个人的收入标准为基数进行缴费，但我国的城乡居民收入差距仍然较大，在整合过程中，可以采取分别按照城乡居民人均可支配收入作为基数，按照同等比例缴纳保费，逐步建立个人缴费标准与城乡居民人均可支配收入相衔接的机制。这样的筹资安排，有助于缩小城乡差距，改善筹资公平性，也有助于发挥医疗保险制

度的社会再分配功能。

第四节　老年人的筹资公平性

一、老年人参加职工医保和居民医保的缴费规定

2016 年出台的《国务院关于整合城乡居民基本医疗保险制度的意见》（国发〔2016〕3 号），对居民医保覆盖的老年人缴费规定如下：

（一）统一覆盖范围

城乡居民医保制度覆盖范围包括现有城镇居民医保和新农合所有应参保（合）人员，即覆盖除职工基本医疗保险应参保人员以外的其他所有城乡居民。农民工和灵活就业人员依法参加职工基本医疗保险，有困难的可按照当地规定参加城乡居民医保。各地要完善参保方式，促进应保尽保，避免重复参保。

（二）统一筹资政策

坚持多渠道筹资，继续实行以个人缴费与政府补助相结合为主的筹资方式，鼓励集体、单位或其他社会经济组织给予扶持或资助。各地要统筹考虑城乡居民医保与大病保险保障需求，按照基金收支平衡的原则，合理确定城乡统一的筹资标准。现有城镇居民医保和新农合个人缴费标准差距较大的地区，可采取差别缴费的办法，利用 2—3 年时间逐步过渡。整合后的实际人均筹资和个人缴费不得低于现有水平。

从政策要求来看，老年人参加居民医保，需要个人缴费；但职工医保覆盖的老年人（退休人员）在参加职工医保时，不仅不需要个人缴费，还能得到额外的医疗补贴（划入个人账户）。

城乡居民医保制度覆盖的老年人，大多基础养老金水平较低（多为 100 元/月左右），而职工医疗保险支付覆盖的老年人，其基础养老金水平相对较高（全国平均水平超过 3000 元/月）①；结合两项制度覆盖的老年人的养老金水平差异，以及现有的筹资政策安排区别，不难发现，这样的制度安排，不仅固化了职工医保和居民医保覆盖的老年人在基本医疗保险筹资方面的差别，而且产生了新的不公平。

职工医保和居民医保覆盖的老年人筹资政策的不公平，有可能会成为我国建立全民统一的基本医疗保险制度的最大障碍。

---

① 根据 2017 年度人力资源和社会保障事业发展统计公报提供的数据推算而得。http：//www. mohrss. gov. cn/SYrlzyhshbzb/zwgk/szrs/tjgb/201805/t20180521 _ 294287. html。

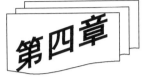

城镇职工基本医疗保险个人账户分析

第一节　个人账户的由来与国际经验

一、理论分析

医疗保险个人账户的设计目的是在传统的第三方付费的保险模式下，控制医疗费用增长过快的问题。许多学者认为，在第三方支付机制下，患者和医生都对医疗服务的价格不敏感，于是医生之间的竞争只在医疗服务质量上进行，而不关心价格的上涨。同时，就患者来说，他们面临的医疗价格为零（或非常低），就会有过度利用卫生服务的激励，即"道德风险";就医生来说,他们有过度提供服务获取经济利益的激励,即"诱导需求"。① 因此,在传统的医疗保险模式下,患者和医生的动机促使了医疗费用不断升高。为了弥补以上缺陷,现代医疗保险设计了许多控制医疗费用的手段。在医疗保险制度中引入个人账户就是其中的一种措施。引入个人账户的理论依据如下:

一是强调个人责任,控制医疗费用。个人医疗账户基金由部分企业缴费和全部职工个人缴费两大块组成,明确了个人责任,在一定程度上将医疗费用与个人利益相挂钩,有助于提高个人的权利意识和节约意识,遏制医疗费用的盲目上涨,减少了医患双方的浪费行为。还有助于患者增加健康意识,注重预防保健,改进生活方式,减少个人医疗卫生支出。个人医疗账户归职工个人所有,因此,账户内积累的基金可以当作遗产由家属继承。这一规定进一步加强了个人的节约和监督的主动性,有助于控制医疗费用的增长。②③

二是实现个人的纵向积累。与注重横向分散风险、实现互助共济的社会统筹制度不同,医疗保险个人账户制度更注重纵向的个人医疗储蓄积累,以备年老多病时使用,因此具有一定的强制储蓄性质,克服了部分社会成员的短视行为。社会上一部分甚至大部分年轻健康的职工很少有医疗支出,于是大量的缴费在个人账户结余、积累,可用以防备患病、年老时的不时之需,增强个人(家庭)年老患病时的支付能力,缓解人口老龄化带来的医

---

① 刘国恩,董朝晖,孟庆勋,等.医疗保险个人账户的功能和影响 [J].中国卫生经济,2006,25(2):61-64。

② 王晓宁.我国个人医疗账户制度探析 [D].华东政法大学,2011。

③ 刘立藏.医疗个人账户对医疗费用支出影响研究——镇江市职工基本医疗保险实证 [D].天津大学,2009。

疗费用支出压力。①②

三是降低医保机构管理成本。对于保险机构来说，管理小额医疗费用报销的成本可能超过小额医疗费用本身。引入个人账户后，医保机构可以从琐碎的医保报销业务中脱离出来，重新关注大额医疗费用和昂贵的医疗需要，降低医保机构的运行成本和管理成本。③

二、个人账户的演变历程及国际比较

20 世纪 70 年代，美国关于应对私营医疗保险市场道德风险问题的讨论催生了医疗储蓄账户的设想。20 世纪 80 年代起，这一思想在新加坡、南非、美国和我国先后得以发展并付诸实践。④⑤ 目前，世界上仅有不到 10 个国家在医疗保险制度中引入了个人账户。

（一）新加坡的医疗储蓄账户

新加坡是世界上第一个将医疗个人账户引入强制医疗保险制度的国家。在建立这种医疗保险制度之前，新加坡实行的是国家医疗保险模式，国民基本上享受免费医疗，效率低下和医疗费用上涨过快，成为免费医疗制度的主要弊端。1984 年，新加坡政府开始实行医疗保险制度改革，最终建立起以医疗储蓄计划为

---

① 王晓宁. 我国个人医疗账户制度探析 [D]. 华东政法大学，2011。

② 赵斌，文裕慧. 国际医疗储蓄账户计划设计结构及效果述评 [J]. 中国卫生经济，2012，31（7）：93 - 96。

③ RAMSAY C，BUTLER E. MEDICAL SAVINGS ACCOUNTS [R]. Adam Smith Institute，2001。

④ 赵斌，文裕慧. 国际医疗储蓄账户计划设计结构及效果述评 [J]. 中国卫生经济，2012，31（7）：93 - 96。

⑤ HANVORAVONGCHAI P. Medical Savings Accounts：Lessons Learned from Limited International Experience [R]. WHO，2002。

主、以健保双全计划和医疗基金计划为辅的医疗保障体系，其中最引人注目的地方是建立了医疗个人账户。① 按照新加坡卫生部的定义，个人账户是一种国家强制性医疗储蓄账户，强制人们将部分收入存储到账户中，以支付个人和家庭成员的医疗费用。新加坡建立医疗个人账户的目的主要有两个：一是通过强调个人对医疗费用的分担责任，有效抑制医疗服务的过度利用；二是通过强制储蓄，促进个人医疗保险基金的纵向积累，提高应对未来疾病风险的能力。② 新加坡医疗个人账户主要有以下特点：第一，账户支付范围仅限有限标准内的医疗服务并须承担较高的自付比例。个人账户资金主要用于支付住院和部分昂贵的门诊检查治疗费用，普通门诊和小病医疗费用不在支付之列。在保证一个最低存款基数的基础上，投保人可以为其大病医疗保险（健保双全计划）续保而从医疗个人账户中扣除保费。即允许使用医疗个人账户资金为具有社会统筹性质的健保双全计划投保者续保，使原本没有社会共济性的医疗个人账户基金发挥了一定的社会共济作用。第二，个人账户具有家庭成员共济性。新加坡中央公积金局规定，医疗保险个人账户持有人的直系亲属（配偶、父母、子女或孙子女）都可以使用其个人账户。同时，参加健保双全计划的投保者如果无力支付保费，其直系家属可以使用自己的医疗个人账户帮助投保者支付保费。③④ 第三，尽管积累功能是医疗个人账户最主要的功能，但新加坡中央公积金局也规定：医疗个人账户存款超过一定的限额，超出部分的缴费可转移至职工在

91

---

①② 劳威文，张军．我国医疗保险个人账户评析［J］．中国医院院长，2006（13）：42－46。

③ 孔祥金，李贞玉，李枞，等．中国与新加坡医疗保险个人账户制度比较及启示［J］．医学与哲学，2012，33（4）：46－48。

④ 王莉．医疗保险学［M］．广州：中山大学出版社，2011。

中央公积金局管理下的其他账户，避免因账户过大而导致职工浪费个人账户资金。新加坡意识到在账户资金增值困难的情形下，过多的医疗储蓄既没有必要也是资金的浪费。[1][2] 第四，实行差别费率制，即医疗个人账户的个人缴费率因投保年龄不同而不同。新加坡政府规定，35 岁以下缴纳工资收入的 6%，35 岁至 44 岁缴纳工资收入的 7%，45 岁以上缴纳工资收入的 8%，医疗储蓄基金设有缴费上限。第五，医疗个人账户具有可继承性。如果所有者去世，其医疗个人账户基金的余额可由其亲属继承并且免交遗产税。[3]

（二）南非的医疗储蓄账户计划

南非的医疗储蓄账户计划建立于 1994 年，是南非医保制度的重要组成部分。南非的医疗保险计划主要由私营医疗保险公司提供，按照 2000 年生效的《医疗保险法》规定，医疗储蓄账户是医疗保险计划的重要组成成分。按照典型的医疗保险计划，其医疗服务供给分为日常诊疗服务和大病诊疗服务两种。其中，大病诊疗服务部分又分为最低福利包和之上部分，最低福利包服务个人无须付费，包括所有急诊服务的 270 种疾病和 28 种慢性病。对于之上的大病费用则有起付线、自付费用和最高待遇支付上限的要求。日常医疗服务则分为年固定待遇、医疗储蓄账户支付、自付和传统保险计划支付 4 个层次，其中，年固定待遇和传统保险计划支付待遇为有起付线、自付费用和最高待遇上限限制。医疗储蓄项目的用途就是用于支付各种共付机制带来的自付费用。南非医疗储蓄账户的缴费及利息都免税，因此经常被视为一种避

---

①③ 孔祥金，李贞玉，李枞，等. 中国与新加坡医疗保险个人账户制度比较及启示 [J]. 医学与哲学，2012, 33 (4)：46 - 48。

② 张小乙. 中新两国医保个人账户比较分析与建言 [J]. 求索，2010, 890 - 891。

税手段。自 2000 年起，为防止个人过多地利用该计划避税，南非政府立法规定医疗储蓄账户项目的年缴费不得超过相应医保项目计划保费的 25%，同时，对医疗储蓄账户的支付范围限定在支付个人自付部分和医疗保险计划不予覆盖的医疗服务费用。①

（三）美国的医疗储蓄账户计划

20 世纪 70 年代，美国为解决私营医疗保险市场的道德风险问题，学术界开始出现对于设立医疗储蓄账户的探讨和争论。但是，由于对道德风险的认识并不充分，因此，医疗储蓄账户的影响范围极小。直到 80 年代初，也仅有数家保险机构提供医疗储蓄账户产品。90 年代，特别是在 1993 年、1994 年美国全国对克林顿医改方案的激烈讨论中，医疗储蓄账户逐渐被各方重视。当时，克林顿政府积极推动解决大量美国人无医疗保障的问题，试图将医疗储蓄账户作为已夭折的医改计划的折中方案，为之后全面推行医疗储蓄账户计划积累经验。因此，克林顿政府先于 1996 年签署并生效了《健康保险可携带和责任法案》，允许私营保险机构提供 Archer 医疗储蓄账户计划（Archer 为美国得克萨斯州的一名议员，在美国最早提出 MSA 方案），进行医疗储蓄账户试点。1997 年，美国政府又签署了《平衡预算法案》，允许私营保险机构提供 Medicare 可选择计划的医疗储蓄账户产品。2000 年乔治·布什将医疗储蓄账户作为其竞选的重要砝码，承诺将放宽医疗储蓄账户计划受益人条件、拓展 Medicare。因此，在其当选后，为兑现竞选承诺，将医疗储蓄账户计划和 Medicare 相结合提出了新的健康储蓄账户计划（Health Savings Accounts，HSAs）。2004 年 1 月正式实施的 Medicare 处方药、改进措施和

---

① MATISONN S. Medical Savings Accounts in South Africa ［R］. NCPA Policy Report，2000，234。

现代化法案，开始允许各保险公司为那些参加且仅参加符合规定的高起付线的医疗保险计划的美国人提供相应的健康储蓄账户产品，并遵循以下规定：第一，面向全体国民，但参加者必须满足同时且仅参加一项符合规定的高起付线传统医疗保险；第二，相应的传统医疗保险必须满足法定起付线和最高自付费用限额标准；第三，账户缴费有年度限额，不得超过财政部每年公布的最高限额；第四，健康储蓄账户所有者及其雇主都可为账户缴费；第五，健康储蓄账户以及资金积累利息免税；第六，账户资金只可用于参加者本人的医疗费用支出，若用于他途须补缴税款和罚款。①②③④

（四）三国医疗保险储蓄账户的比较

从三个国家医疗保险储蓄账户的发展及特点看，既有相同点也有不同之处。从建立时间上看，新加坡最早，随后是南非，美国最晚。从账户名称上看，新加坡和南非均为医疗储蓄账户（MSA），美国1996年建立之初也叫医疗储蓄账户，随后在2004年改为健康储蓄账户（HSA）。在提供主体方面，新加坡由中央公积金局提供，南非和美国均由私营保险公司提供。从账户性质上看，新加坡的为强制性的，南非和美国为自愿性的。在覆盖对象方面，新加坡覆盖了所有居民，南非和美国仅覆盖部分参保人员。在筹资来源方面，新加坡由个人和雇主共同承担，美国由个人或者雇主缴纳，南非则既可以由个人缴纳，也可以由雇主缴

① RAMSAY C，BUTLER E. Medical savings accounts［R］. Adam Smith Institute，2001。

② HANVORAVONGCHAI P. Medical savings accounts: lessons learned from limited international experience［R］. WHO，2002。

③ 赵斌，梁海伦，袁媛. 美国医疗储蓄账户计划述评［J］. 医学与哲学，2011，32（10）：42－44。

④ Justine HSU. Medical Savings Accounts: What is at risk?［R］. WHO，2010。

纳。或者由个人和雇主共同缴纳。在筹资额度方面，新加坡既规定了上限，也规定了下限，南非和美国仅规定了上限。在使用范围方面，新加坡允许用账户支付参保者及其家属的医疗支出。南非则主要用账户来支付参保者医保共付机制带来的个人自付费用，美国的账户则主要用于支付参保者医疗支出。在待遇方面，新加坡实行的是优先待遇、无限支付，南非实行的是有限待遇，美国实行的是有限支付、无限待遇。从作用方面看，三国也存在一定差异：新加坡重在强化个人费用意识、防止需方道德损害，控制医疗费用；南非重在减轻个人负担，控制医疗费用，同时具有避税的功能；美国则重在利用账户扩大医保覆盖面，控制医疗费用，账户同时具有避税的功能（详见表 4 - 1）。

表 4 - 1　　新加坡、南非和美国医疗保险储蓄账户特点比较

项目	新加坡	南非	美国
建立时间	1984 年	1994 年	1996/2004 年
账户名称	医疗储蓄账户（MSA）	医疗储蓄账户（MSA）	健康储蓄账户（HSA）
提供主体	中央公积金局	私营保险公司	私营保险公司
账户性质	强制	自愿	自愿
覆盖对象	所有居民	部分参保人员	部分参保人员
筹资来源	个人和雇主	个人和/或雇主	个人或雇主
筹资额度	有上限和下限	有上限	有上限
使用范围	参保者及其家属医疗支出	参保者共付机制带来的个人自付费用	仅限于参保者医疗支出
享受待遇	有限待遇、无限自付	有限待遇	有限自付、无限待遇
主要作用	强化个人费用意识、防止需方道德损害，控制医疗费用	减轻个人负担，控制医疗费用，避税	扩大医保覆盖面，控制医疗费用、避税

（五）医疗储蓄账户对筹资公平性的影响

从医疗保障体系筹资公平角度出发，按照现有私营自愿和公立强制计划两分法看，自愿计划明显依照个人支付能力，强制计划以工资为基数，也符合筹资公平原则。但是，在医疗储蓄账户计划对个人自付费用的影响方面，明显对低收入高风险等人群具有不利影响。如新加坡出现部分群体难以承担医疗费用的情况，美国出现了医疗保障未参保人数增加的问题。①②

从医疗保障体系的享有上看，大量学者公认医疗储蓄账户在收入分配上是一种逆向转移支付机制。大量研究表明：高收入、低风险、高学历的人群从医疗储蓄账户中获益较低收入、高风险、低学历人群更多；同时，这一制度并不影响高收入群体的医疗服务享有，但是却为低收入人群的医疗服务享有造成了障碍，特别是慢性疾病患者，并且使得整个社会中的高风险、低收入人群承担了更多的筹资责任，加剧了社会不公平。③④从医疗储蓄账户的外部性看：第一，医疗储蓄账户对供款提供免税待遇，削弱了收入税的累进性，削弱了其调节社会公平的作用；第二，医疗储蓄账户的金融工具属性，导致高收入、低风险群体可以在这一制度运行中获得更高的金融收益⑤⑥，影响了社会公平；第三，医疗储蓄账户的逆向选择问题，导致传统医疗保险计划和政府托

---

①③⑤　赵斌，文裕慧. 国际医疗储蓄账户计划设计结构及效果述评［J］. 中国卫生经济，2012，31（7）：93 – 96。

②　DEWBERRY G P. Medical savings accounts and the uninsured in Oklahoma［J］. The Journal of the Oklahoma State Medical Association，1995，88（5）：211 – 213。

④　OZANNE L. How wills medical savings accounts affect medical spending［J］. Inquiry，1996，33（3）：225 – 236。

⑥　FRONSTIN P. Health savings accounts and health reimbursement arrangements: assets，account balances and rollovers，2006 – 2009［J］. EBRI Issue Brief，2010（343）：1 – 30。

底计划中高风险人群聚集，保险费和政府支出份额上升，低收入群体为此承担了更高的税负和保费负担，加剧了社会不公平的程度。

第二节　我国个人账户演变与实践

20世纪80年代末、90年代初，新加坡的医疗保险改革和个人账户的做法被大量地介绍到我国。当时，我国正处于经济体制改革时期，急需医疗保险改革进行配套，以解决国有企业改革进程中遇到的障碍。新加坡的做法对正处于医疗保险改革探索中的我国有着很大的吸引力和影响，原国家体改委在权衡利弊后，第一次向国务院提出在我国建立医疗保险统账结合（统筹基金和个人账户相结合）的建议，并得到首肯。1994年我国城镇职工基本医疗保险制度改革首先启动"两江"试点时，就借鉴了新加坡个人账户的经验，并在镇江和九江进行实践。经过3年左右的实践，统账结合的模式逐渐得到认可并在全国范围内逐渐推广。2000年以后，个人账户作为我国城镇职工基本医疗保险制度的重要组成部分一直存在至今。

我国实行个人医疗账户的目的是通过对劳动者在职期间的强制性储蓄实现部分医疗自我保障，遵循医疗费用由国家、单位和个人共同分担的原则，抑制医疗费用的过快增长和医疗资源的浪费。实现社会统筹医疗基金和个人账户相结合，实际上是把社会互助和个人储蓄两方面的优点加以结合，前者强调人群之间的统筹互济，后者则突出年轻少病时为年老多病时的储蓄调剂，通过这种合理的结合提高职工抵抗疾病风险的能力。另外，统账结合模式还兼顾了待遇的延续性。社会统筹部分对应了原来的大病统筹或住院保险的待遇，个人账户对应了原来公费医疗、劳保医疗的门诊包干部分，与原机关、事业、企业单位的福利待遇基本衔接，符合我国职工的社会心理，比较容易被接受。①

引入个人账户，对于公费医疗和劳保医疗制度顺利向职工医保制度过渡，起到了重要作用。但随着职工医疗制度改革的深入，特别是中国人口老龄化进程和现代企业制度建设进程的加快，个人账户的负面作用日益凸显，改革个人账户的呼声日益加强。2010年颁布的《社会保险法》规定城镇职工基本养老保险制度实施统账结合模式，但是对城镇职工基本医疗保险并没有规定实施统账结合模式。有学者认为，《社会保险法》回避了"个人账户"，其潜台词是医疗保险的制度定位是社会统筹，个人账户将逐步取消。② 但《社会保险法》通过至今，个人账户的去留问题依然悬而未决。

为此，本书对我国城镇职工基本医疗保险个人账户的演变历程和运行现状进行分析，并对个人账户未来的改革路径提出建议，为进一步完善我国城镇职工基本医疗保险制度提供依据。

一、国家层面的政策演变

（一）"两江"试点的规定

1994年，国家体改委、财政部、劳动部和卫生部印发了《关于职工医疗制度改革的试点意见》（体改分〔1994〕51号），

---

① 陈新中，俞云燕. 从新加坡经验再看通道式个人账户的功能［J］. 卫生经济研究，2009（1）：27－31.

② 基本医保制度建设步入法制化轨道［EB/OL］. http：//news. medlive. cn/cancer/info－news/show－22906_97. html［2011－07－01］／（2019－01－13）.

该文件明确规定了职工医疗保险费用的筹集办法和个人账户的资金来源。相关规定如下：

"职工医疗保险费用的筹集办法。职工医疗保险费用由用人单位和职工共同缴纳。用人单位缴费，参照本城市上年实际支出的职工医疗费用换算成职工工资总额的一定比例缴纳。不超过职工工资总额10%的，由省人民政府决定，今后根据经济、社会发展情况和实际医疗费用水平适时调整。超过职工工资总额10%的，由省人民政府审核后，报经财政部批准。原养老、工伤社会保险费收缴中包含医疗保险费用的，应相应核减养老、工伤保险费的收缴比例。"

"用人单位缴费来源：国家机关、全额预算管理的事业单位和差额预算管理的全民所有制医院，由各单位预算内资金开支；差额预算管理的其他事业单位及自收自支预算管理的事业单位，由单位提取的医疗基金中开支；企业在职职工从职工福利费中开支，离退休人员在劳动保险费中开支。"

"职工个人缴费，先从本人工资的1%起步，由用人单位从职工工资中代扣，今后随经济发展和工资增加逐步提高。"

"个体劳动者的医疗保险费用，按照当地平均水平，全部由个人缴纳。"

"职工医疗制度改革实行属地原则，所有的企、事业单位都必须参加所在地的医疗制度改革，执行当地统一的缴费标准。"

"建立社会统筹医疗基金和职工个人医疗账户相结合的制度。用人单位为职工缴纳的医疗保险费用的大部分（不低于50%）和职工缴纳的医疗保险费用，记入个人医疗账户，专款专用，用于支付个人的医疗费用。个人医疗账户的本金和利息为职工个人所有，可以结转使用和继承。用人单位为职工缴纳的医疗保险费用的其余部分进入社会统筹医疗基金，由市医疗保险机构管理，集中调剂使用。个人医疗账户超支，可按规定由社会统筹医疗基金支付。"

1996年，国务院办公厅转发国家体改委等四部委《关于职工医疗保障制度改革扩大试点意见》的通知（国办发〔1996〕16号）时，也基本沿用了"两江"试点的规定。

（二）建立城镇职工基本医疗保险制度的规定

1998年，国务院下发了《关于建立城镇职工基本医疗保险制度的决定》（国发〔1998〕44号），对职工医疗保险的筹资政策进行了调整，规定如下："基本医疗保险费由用人单位和职工共同缴纳。用人单位缴费率应控制在职工工资总额的6%左右，职工缴费率一般为本人工资收入的2%。随着经济发展，用人单位和职工缴费率可作相应调整。"

"要建立基本医疗保险统筹基金和个人账户。基本医疗保险基金由统筹基金和个人账户构成。职工个人缴纳的基本医疗保险费，全部计入个人账户。用人单位缴纳的基本医疗保险费分为两部分，一部分用于建立统筹基金，一部分划入个人账户。划入个人账户的比例一般为用人单位缴费的30%左右，具体比例由统筹地区根据个人账户的支付范围和职工年龄等因素确定。"

二、个人账户基金配置与地方实践

（一）个人账户基金配置现状

个人账户职工医保基金的重要组成部分，主要用于支付参保者的门诊医药费用。从2009—2017年的数据看，个人账户配置金额持续增加，从1321亿元增加至4635亿元；个人账户占职工医保基金的比例基本在37%—40%之间波动，2017年为37.75%（详见图4-1）。

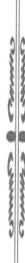

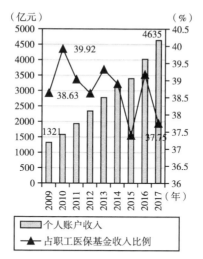

图 4-1　2009—2017 年我国职工基本医疗保险个人账户收入及占比变化

资料来源：2009—2017 年度《人力资源和社会保障事业发展统计公报》。

（二）地方实践

个人账户基金主要来源于在职职工个人缴费和单位缴费，国家层面的政策要求将单位缴费的 30％ 左右划入个人账户，但各地职工医保单位缴费划入个人账户办法略有不同。总体来看，单位缴费划入个人账户的比例随着参保对象年龄的增加而增加，但各地的年龄段划分不一致。本书分析了直辖市中的北京、上海，"两江"试点城市中的镇江以及东部的江苏省南京市和浙江省杭州市，中部的湖北省武汉市和湖南省长沙市、西部的四川省成都市和陕西省西安市等 9 市的职工医保个人账户基金筹资来源情况。

个人账户的划入基数：上述 9 个城市中，在职职工的个人账户划入基数，仅有上海市采取的是上一年度本市职工年平均工资为基数，其余城市均以职工个人工资总额（当年或上年）为划入基数。退休人员，北京市和上海市以上一年本市职工月平均工

101

资作为划入基数，镇江市以本人上年度退休金总额为基数，南京市则以年龄段为基础，采取绝对额为划入标准；杭州、武汉、长沙和成都均以当地上年度平均工资为划入基数，其中本人上年度基本养老金高于上年度平均工资的，按本人上年度基本养老金计算；西安以本人养老金作为基数。

划入比例与标准：各地个人账户的划入比例均随着年龄的增加而逐年提高，但各地的年龄分段略有差别，在职职工的划入比例从 0.5% 到 5% 不等（详见表 4 - 2）；退休人员的划入比例从 4% 到 6.8% 不等，南京市的退休人员划分标准从 100 元/人·月到 150 元/人·月不等（详见表 4 - 3）。

表 4 - 2 　　　我国部分地区职工医保单位缴费划入
在职职工个人账户办法比较

地区	年龄段（岁）	用人单位缴纳的基本医疗保险费划入个人账户比例
北京	<35 岁	本人月缴费工资基数的 0.8%
	35—44 岁	本人月缴费工资基数的 1%
	45 岁及以上	本人月缴费工资基数的 2%
上海	<35 岁	按上一年度本市职工年平均工资的 0.5%
	35—44 岁	按上一年度本市职工年平均工资的 1%
	45 岁及以上	按上一年度本市职工年平均工资的 1.5%
镇江	<45 岁	本人上年度工资总额的 4%
	45 岁及以上	本人上年度工资总额的 5%
南京	<45 岁	本人月缴费工资基数的 3%
	45 岁及以上	本人月缴费工资基数的 4%
杭州	<45 岁	本人月缴费工资基数的 0.5%
	45 岁及以上	本人月缴费工资基数的 0.8%

续表

地区	年龄段（岁）	用人单位缴纳的基本医疗保险费划入 个人账户比例
武汉	35 岁及以下	本人缴费基数的 1.1%
	36—45 岁	本人缴费基数的 1.4%
	>45 岁的	本人缴费基数的 1.7%
长沙	35 岁及以下	本人缴费基数的 0.7%
	36—45 岁	本人缴费基数的 1.4%
	>45 岁的在职职工	本人缴费基数的 1.2%
成都	<50 岁	每 1 周岁增加本人缴费基数的 0.02%
	50 岁及以上	每 1 周岁再增加本人缴费基数的 0.035%
西安	40 岁及以下	本人缴费基数的 2.7%
	41—50 岁	本人缴费基数的 3.0%
	>50 岁	本人缴费基数的 3.6%

资料来源：各地基本医疗保险管理办法。

表 4 - 3　　我国部分地区职工医保单位缴费划入

退休人员个人账户办法比较

地区	年龄段（岁）	用人单位缴纳的基本医疗保险费划入 个人账户比例
北京	<70 岁的退休人员	按上一年本市职工月平均工资的 4.3% 划入
	70 岁及以上退休人员	按上一年本市职工月平均工资的 4.8% 划入
上海	<75 岁的退休人员	按上一年度本市职工年平均工资的 4%
	75 岁及以上退休人员	按上一年度本市职工年平均工资的 4.5%
镇江	退休人员	本人上年度退休金总额的 6%
南京	70 岁及以下的退休人员	100 元/人·月
	70 岁以上至 80 岁的退休人员	120 元/人·月
	>80 岁的退休人员	150 元/人·月

续表

地区	年龄段（岁）	用人单位缴纳的基本医疗保险费划入个人账户比例
杭州	70岁及以下的退休人员	5.8%（以上年度省平均工资为基数，其中本人上年度基本养老金高于上年度省平均工资的，按本人上年度基本养老金计算）
	>70岁的退休人员	6.8%（以上年度省平均工资为基数，其中本人上年度基本养老金高于上年度省平均工资的，按本人上年度基本养老金计算）
武汉	70岁及以下的退休人员	以本人上年度月平均退休费为基数，按4.8%划入
	>70岁的退休人员	以本人上年度月平均退休费为基数，按5.1%划入
长沙	退休人员	按规定基数的4%划入。单位退休人员以用人单位上年度职工月平均缴费基数为个人账户划入基数；灵活就业退休人员以上年度全省在岗职工平均工资的60%为个人账户划入基数；提留了医疗保险费的改制破产单位退休人员以上年度全省在岗职工平均工资为个人账户划入基数。退休人员本人养老金高于个人账户划入基数的，以本人养老金为个人账户划入基数
成都	退休人员	每1周岁再按上一年度成都市职工平均工资增加0.035%。本人基本养老金高于上一年度成都市职工平均工资的，以本人基本养老金为个人账户计入基数
西安	退休人员	以本人养老金为基数，按5.0%计入

资料来源：各地基本医疗保险管理办法。

从划入基数看，在职职工，北京市和上海市的划入方式一定程度上体现了医保筹资的再分配功能，改善了医保筹资的公平性；其余7市，在职职工的个人账户划入方式，均与本人的缴费基数挂钩，将初次分配的差距延续至再分配中，筹资的公平性未得到改善，甚至将初次分配的收入差距进一步固化。退休人员的个人账户，北京市、上海市和南京市的划入方式，一定程度上体现了医保筹资的再分配功能，改善了医保筹资的公平性；其余6市，其个人账户划入方式，固化了不同退休人员在医保筹资方面的差距，不利于改善退休人员的筹资公平性。其中杭州、长沙和成都，针对养老金低于平均工资者，现有的划入方式，有助于缩小不同退休人员的筹资差距，有助于改善这部分群体的筹资公平性，但对于高于平均工资的退休人员的政策规定："其中本人上年度基本养老金高于上年度平均工资的，按本人上年度基本养老金计算"，不利于缩小基本养老金高于平均工资者与低于平均工资者的筹资差距，退休人员的筹资公平性未得到整体改善。

三、个人账户的发展

（一）个人账户运行模式与基本特点

根据个人账户与统筹基金的关系，我国个人账户的运行主要有板块式、通道式和三金式三种模式，三种个人账户的支付范围和主要特征如下（详见表4-4）。

表4-4　　　　我国个人账户的主要模式及特征

模式名称	支付范围	主要特征	代表城市
板块式	支付个人在门诊、定点药店的医药费用	个人账户独立运行	全国大多数城市
通道式	支付个人门诊和住院医疗费用	个人账户基金使用完毕，个人自付一定费用后再由统筹基金与个人共付	江苏镇江等地
三金式	支付个人门诊医药费用	增加了企业调剂金，用于职工大病医疗费用	山东青岛等地

资料来源：范玉改、李大奇.《对我国城镇职工基本医疗保险个人账户改革的思考》。

（二）改革探索

近年来，随着城镇职工基本医疗保险个人账户弊端日益显现，改革个人账户的呼声日益高涨。人社部于2009年发布《关于进一步加强基本医疗保险基金管理的指导意见》（人社部发〔2009〕67号），其中指出："有条件的地区可以探索调整职工医保个人账户使用办法，试行门诊统筹，逐步扩大和提高门诊费用的报销范围和比例，提高个人账户基金的使用效率。"

各地对个人账户改革进行了积极探索。总体来看，对个人账户的改革主要有两种形式：一是弱化个人账户，降低个人账户的配置比例；二是活化个人账户，扩大个人账户的使用范围。

1. 弱化个人账户，降低个人账户配置比例

镇江市是全国较早开始个人账户改革的地区，2007年，镇江市印发了《社会医疗保险办法》（镇政发〔2007〕117号），明确提出："个人账户分设一级账户和二级账户，二级账户为上年度积累额超过3000元以上的部分，其余为一级账户。参保人员一级个人账户用于支付当年发生的符合本办法规定的医疗费用；有结余的，可以支付在定点社区卫生服务机构的健康体检费用、药品费用个人先付部分和诊疗项目费用个人先付部分。二级个人账户用于起付线以上的个人支付；参加规定的补充医疗保险的个人支付；市政府规定的其他医疗费用的个人支付。"镇江市的做法实质上是降低了个人账户的基金沉淀，同时扩大了个人账户的使用范围。

2011年江苏省人力资源和社会保障厅印发了《关于进一步完善城镇基本医疗保险门诊统筹的指导意见》（苏人社发〔2011〕230号），文件中明确要求："2011年底前，全省各地普遍开展居民医保门诊统筹工作；有条件的地区要结合职工医保个人账户功能的拓展，积极探索职工医保门诊统筹工作。建立职工医保门

诊统筹资金筹集分担机制，资金从统筹基金和个人账户结余中按一定比例筹集。"这是全国省级层面较早出台的有关改革职工医保个人账户的政策文件。江苏省的这份政策文件明确规定了要从个人账户结余中提取一定比例的基金建立门诊统筹基金，这降低了个人账户基金的沉淀，有助于提高个人账户的使用效率。

江苏省射阳县为更好地发挥个人医疗账户基金的保障功能，增强医疗保险基金的共济性，提高参保人员的医疗保险待遇，于2011年拟订了《射阳县城镇职工基本医疗保险门诊统筹办法（试行）》（2012年1月1日正式执行），具体规定如下："（1）实施范围：本县所有城镇职工基本医疗保险参保人员，个人医疗账户用完后的普通门诊医疗费用，均可以通过门诊统筹基金得到一定的补偿。（2）基金来源：每年在划入参保人员的个人医疗账户基金中按照划分基数（在职人员按本人缴费工资，退休人员按本人上年度退休金）的0.5%提取，设立城镇职工基本医疗保险门诊统筹基金，专项使用，独立核算，以收定支。"射阳县的做法本质上降低了个人账户的配置比例，将个人账户的0.5%提取出来建立门诊统筹基金，使职工医保门诊基金具有了互助共济功能。

2. 活化个人账户，扩大个人账户的使用范围

2008年，广东省发布《关于开展城镇基本医疗保险普通门诊医疗费用统筹的指导意见》（粤劳社发〔2008〕18号），规定："城镇职工基本医疗保险个人账户余额可以代职工本人供养直系亲属缴纳城镇居民基本医疗保险费。"这是全国省级层面较早出台的扩大个人账户使用范围的政策文件。

2012年，浙江省人力资源和社会保障厅发布《关于完善职工基本医疗保险个人账户有关政策的意见》（浙人社发〔2012〕10号）规定："允许个人账户历年结余资金用于支付职工近亲属或配偶参加城乡居民基本医疗保险的个人缴费。"2016年，浙江

省人力资源和社会保障厅等 4 部门出台了《关于进一步调整完善职工基本医疗保险个人账户有关政策的通知》（浙人社发〔2016〕62 号，以下简称《通知》），明确规定："个人账户当年资金可用于支付基本医疗保险支付范围的门诊（普通、急诊）医疗费用、定点零售药店购买药品费用。个人账户历年结余资金可用于支付基本医疗保险按规定由个人承担的自理、自付、自费医疗费用；可用于支付使用除国家扩大免疫规划以外的预防性免疫疫苗费用。"同时，该《通知》积极推动个人账户家庭共济，规定："个人账户历年结余资金可用于支付职工基本医疗保险参保人员（以下简称参保人员）配偶、子女、父母（以下简称近亲属）的医疗保障费用，实现家庭成员之间共济互助。实行个人账户家庭共济的近亲属为浙江省基本医疗保险参保人员，个人账户历年结余资金可授权一个或多个近亲属使用。个人账户家庭共济的医疗保障费用包括：个人账户历年结余资金可用于支付近亲属无个人账户或个人账户历年结余不足时，在浙江省定点医药机构发生的按规定由个人承担的自理、自付、自费门诊医疗费用。个人账户历年结余资金可用于支付近亲属使用除国家扩大免疫规划以外的预防性免疫疫苗费用。"该《通知》鼓励探索购买商业健康保险，规定："符合条件的参保人员可使用个人账户历年结余资金为其本人、近亲属购买商业健康保险。个人账户历年结余资金在 4000 元以上的参保人员，可自愿将 4000 元以上部分为其本人、近亲属购买指定的个人账户商业健康保险产品。如不足支付的，参保人员可按相同价格待遇自行出资购买。各商业保险公司应结合个人账户资金分散、规模较小的特点，研究开发适合各类参保人群的个人账户商业健康保险产品，经中国保险监督管理委员会浙江监管局批准后报浙江省人力资源和社会保障厅。"从浙江省的做法看，浙江省扩大了个人账户的使用范围，将个人账户从支付门诊和零售药店费用扩大至支付个人承担的自理、自付、自费医疗费用以及除国家扩大免疫规划以外的预防性免疫疫苗费用，同时允许个人账户家庭共济和购买商业健康保险，大大提高了个人账户的使用效率。

2015年贵州省发布了《关于完善城镇职工基本医疗保险个人账户政策的意见》，明确提出扩大个人账户使用范围和拓展个人账户保障功能。"扩大个人账户使用范围。在现有个人账户管理规定基础上，将下列项目纳入个人账户使用范围：参保人在定点医疗机构发生的基本医疗保险政策范围外的自费医药费用。参保人在定点医疗机构发生的健康体检费用。参保人在定点零售药店发生的《贵州省基本医疗保险、工伤保险和生育保险药品目录》外的国药准字号药品、健字号保健品、消字号消毒制剂和中药饮片以及家用的医疗器械费用。参保人使用除国家免疫规划、国家基本公共卫生服务项目外的预防接种疫苗费用。参保人参加大额医疗救助个人缴费费用。参保人购买本人商业健康保险产品费用。参保人参加长期照护保险费用。参保人的直系亲属参加城镇（乡）居民基本医疗保险个人缴费和参加灵活就业人员基本医疗保险缴费费用。""探索拓展职工医保的保障功能。结合个人账户政策调整，进一步探索完善职工医保制度保障功能，提高保障能力。有条件的地区，可探索建立补充医疗保险、长期照护保险、购买商业保险等，用于解决参保人基本医保报销范围之外的费用负担；也可探索建立职工医保门诊统筹制度，将在基层医疗机构发生的门急诊医疗费用纳入保障范围。"

2018年，四川省医疗保障局等4部门出台《关于完善城镇职工基本医疗保险个人账户使用有关政策的通知》（川医保发〔2018〕7号），对个人账户使用政策进行了调整和完善，明确规定："个人账户资金在原支付范围基础上，可扩大用于支付职工本人及其配偶、夫妻双方父母、子女的下列费用：在统筹地区内定点医疗机构就医发生的普通门诊（含挂号）、门诊特殊疾病（含定点药店）、住院、健康体检、非计划免疫接种、远程诊疗和家庭医生签约服务等需个人负担的医疗服务费用。在省内定点零售药店购买与疾病治疗和医疗康复相关的药品、医疗器械、医用耗材、辅助器具等费用。在统筹地区内支付城乡居民基本医疗保险、灵活就业人员参加的职工基本医疗保险、补充医疗保险、重特大疾病保险、长期照护保险等由政府开展的与医疗保障相关的社会保险个人需要缴纳的费用。"

除了省级层面的政策调整和探索外，部分地区也对如何活化个人账户和扩大使用范围进行了积极探索。如大连市规定，2013年3月1日起，参保人员可按本人自愿原则，使用个人账户资金购买商业健康保险。广州市规定，2014年1月1日起，将个人账户扩展为家庭账户，允许参保职工直系亲属使用账户资金支付规定范围内的医药费用。浙江省宁波市还支持参保职工用个人账户支付家庭医生签约服务费。江苏省宿迁市甚至允许个人账户支付健身锻炼的费用等。①

第三节　对个人账户的思考与建议

一、个人账户的本质

在国际上，个人账户的本质是个人医疗储蓄，用当期的储蓄

---

① 杨辉. 城镇职工基本医疗保险个人账户的功能与改进［J］. 安徽行政学院学报，2014，5（5）：105－112。

来支付未来的医疗费用。但我国的个人账户由于筹资来源的差异，与国际上的个人账户存在明显差别。一是个人账户基金来源不同，国际上的个人账户基金主要来自个人缴费，但我国的个人账户基金除了个人缴费，还包括雇主缴费的划入部分。二是缴费主体有差异，建立个人账户的国家，个人需要终身缴费，但我国的个人账户，仅需要在职职工个人缴费，退休人员个人不缴费。总体上看，我国个人账户的本质是个人医疗储蓄与单位福利（补贴）的结合体；基金的主要来源为雇主缴费划入部分，超过个人账户基金总额的 50%。

二、个人账户的积极作用

个人账户设计的初衷是在强调基本医疗保险互助共济性的同时，也强调通过增强个人的责任和费用意识来加强医保基金的积累性，约束医疗费用的恶性膨胀。[①] 职工医疗保险制度建立之初之所以引入个人账户，主要有四大目的：一是吸引和激励职工参加职工社会医疗保险制度，保障劳保医疗和公费医疗向职工医疗保险制度平稳过渡[②③]；二是控制参保人在劳保医疗和公费医疗制度下养成的过度利用医疗服务的道德风险，控制医疗费用快速增长[④]；三是支付参保人过去在劳保医疗和公费医疗制度下享受的门诊、购药等小病医疗支出；四是为参保人在老年和大病时积

111

---

① 申曙光，侯小娟. 医疗保险个人账户的公平与效率研究——基于广东省数据的分析 [J]. 中国人口科学，2011（5）：75 - 84，122。

② 彭森，陈立. 中国经济体制改革重大事件（下）[M]. 北京：中国人民大学出版社，2009：488 - 489。

③ 陈望涛，赵晓京. 北京社会保障问题座谈会纪要 [J]. 社会学研究，1986（1）：124 - 126。

④ 郑功成. 中国社会保障制度变迁与评估 [M]. 北京：中国人民大学出版社，2002。

累部分资金。总之，个人账户具有过渡性、支付性、约束性和积累性四大功能。[①②③]

1994年，时任国务院副总理的朱镕基强调："改革要考虑中国几千年个体经济的影响，长期缺乏法制观念，没有保险观念，对好多事情还不习惯，突然一下子都变成社会统筹，观念上受不了，应该以个人账户为主。个人账户有利于职工和企业缴费，工人可以督促企业来缴。没有个人账户，很多钱就收不上来。"[④]

从个人账户改革的效果看，个人账户在改革职工医疗保障制度的过程中确实发挥了一定的历史作用，主要包括三个方面：第一，减轻了制度改革的阻力，使公费医疗和劳保医疗制度平稳过渡至职工医保制度；第二，起到了强化个人缴费意识和个人利益维护的功能，现在大家已经形成自然的缴费观念；第三，一定程度上起到了控费的作用，有些数据显示，实行职工基本医疗保险制度之后，医疗费用增长要低于劳保和公费医疗时期。[⑤]

三、个人账户面临的主要问题

尽管个人账户发挥了其历史性作用，但随着经济社会发展和我们对社会保险制度认识的提高，特别是对医疗消费特殊性的认

---

① 王超群. 城镇职工基本医疗保险个人账户制度的起源、效能与变迁 [J]. 中州学刊，2013（8）：80－86。

② 申曙光，侯小娟. 医疗保险个人账户的公平与效率研究——基于广东省数据的分析 [J]. 中国人口科学，2011（5）：75－84，122。

③ 王超群，李珍. 中国医疗保险个人账户的制度性缺陷与改革路径 [J]. 华中农业大学学报（社会科学版），2019（2）：27－37。

④ 朱镕基. 朱镕基讲话实录（第二卷）[M]. 北京：人民出版社，2011。

⑤ 起底医保"个人账户"：过去，现在与将来 [EB/OL]. （2019－01－25）https：//www. zgylbx. com/index. php？ m = content&c = index&a = show&catid = 10&id = 34838。

识不断深化，个人账户制度的不足逐渐显现，其主要问题表现为以下几个方面。

（一）个人账户与我国社会医疗保险的基本属性不匹配

个人账户本质上是个人当期的强制性医疗储蓄，个人账户属于个人所有，没有保险的共济功能，不能实现在参保群体之间分散医疗风险的作用，与我国社会医疗保险互助共济的基本属性相悖。部分地区调整个人账户政策，拓宽了使用范围和用途，虽都是出于更好发挥个人账户的好意，但更加固化了个人账户的私有特性，离社会医疗保险制度的属性越来越远。

（二）个人账户的设立，挤占了统筹基金，削弱了职工保险基金的抗风险能力

个人账户基金占职工医疗保险基金的比例大约在 40%，个人账户的设立，严重影响了统筹基金的规模，削弱了职工医保统筹基金的抗风险能力。一方面医保基金支出失衡，统筹基金岌岌可危；另一方面个人账户的互助共济作用得不到有效发挥，有限的医保基金得不到合理使用，降低了参保人员的风险抵御能力。

（三）个人账户基金沉淀过多，缺乏保值增值功能

我国个人账户设立过程中，并没有借鉴新加坡"设定个人账户余额上限"的做法，目前，我国个人账户基金沉淀过多。据国家医保局统计，2018 年我国职工医保基金中个人账户累计结余达 7144.42 亿元，占累计结余基金的 38.40%。《国务院关于建立城镇职工基本医疗保险制度的决定》（国发〔1998〕44号）规定：基本医疗保险基金纳入财政专户管理，专款专用，不得挤占挪用。基本医疗保险基金的银行计息办法是："当年筹集的部分，按活期存款利率计息；上年结转的基金本息，按 3 个月期整存整取银行存款利率计息；存入社会保障财政专户的沉淀资金，比照 3 年期零存整取储蓄存款利率计息，并不低于该档次利率水平。"由于我国个人账户的沉淀基金仅按照银行的活期存款利率和 3 年期零存整取储蓄存款利率计息，未能实现沉淀基金的保值增值。

（四）违规使用个人账户现象屡禁不止，增加了监管难度和监管成本

由于个人账户的累计结余较多，可以在定点的门诊机构和零售药店使用，部分药店和定点机构受到利益驱动，诱导并配合参保人员违规使用个人账户基金，由于定点药店呈点状散在分布，增加了监管的难度和监管成本。

（五）个人账户的设立，不利于缩小不同人群的筹资公平性

由于我国个人账户的筹资来源和划入比例的不合理，导致个人账户的设立固化了职工医保覆盖对象不同收入群体之间的差距，同时由于城乡居民医保不设个人账户，加剧了城镇职工覆盖对象与城乡居民覆盖对象在筹资方面的不公平，个人账户的设立与社会保障的再分配功能背道而驰。

四、个人账户改革的建议

针对我国的个人账户，不同学者有不同的建议。本书给出如下建议。

（一）直接取消个人账户

以门诊统筹取代个人账户，原有的个人账户基金继续由个人用于支付医疗相关费用，直至消耗完毕；将门诊统筹与住院统筹基金打通，逐渐过渡到统一的统筹基金，扩大统筹基金规模，提高互助共济能力，更好地体现社会医疗保险的基本属性。

（二）继续保留个人账户，但取消单位划入要求

鉴于单位划入严重影响医保筹资的公平性，建议取消单位划入要求。在职职工个人缴费进入个人账户，退休人员不再缴费至个人账户，退休人员在职期间缴费建立的个人账户可以继续使用，直至基金消耗完毕。退休人员个人账户结余基金维持现状，回归个人账户的个人医疗储蓄属性。

（三）设立过渡期，逐步取消个人账户

2000 年之前参加工作者个人账户继续保留，并维持现有的个人账户筹资政策不变；2000 年之后参加工作者逐步取消个人账户，实施门诊统筹，原个人账户基金继续由本人使用，直至基金消耗完毕。

（四）如果不直接取消个人账户，建议设立个人账户余额上限，同时扩大使用范围

针对上述的后两种情况，建议设立个人账户余额上限，可以与社会平均工资挂钩，比如保持年社会平均工资的 5 倍，防止个人账户基金沉淀过多，影响消费；同时，扩大个人账户的使用范围，如允许用个人账户余额购买商业健康保险、长期护理保险，支持家庭医生签约服务，支付直系亲属的照护成本等。

（五）建立个人账户保值增值机制

针对个人账户沉淀基金，建议借鉴新加坡的做法，建立个人账户基金的保值增值机制，建议与政府债券利率挂钩，且设定最低收益率，以实现个人账户沉淀基金的保值增值。

第五章

人口老龄化对基本医疗保险筹资的影响

第一节 人口老龄化现状及疾病谱变化

一、人口老龄化现状

我国自 1999 年进入老龄化社会，随后，老龄化进程逐渐加快。65 岁及以上老年人口数从 2002 年的 9377 万人增加至 2018 年的 16658 万人，65 岁及以上老年人所占比例从 2002 年的 7.3% 上升至 2017 年的 11.9%（详见表 5-1），我国仍处于快速老龄化进程中。

表 5 - 1　　2002—2018 年我国老龄人口数量及其比例变化情况

年份	65 岁以上人口数（万人）	65 岁以上人口所占比例（%）
2002	9377	7.3
2003	9692	7.5
2004	9857	7.6
2005	10055	7.7
2006	10419	7.9
2007	10636	8.1
2008	10956	8.3
2009	11309	8.5
2010	11893	8.9
2011	12288	9.1
2012	12714	9.4
2013	13161	9.7
2014	13755	10.1
2015	14386	10.5
2016	15003	10.8
2017	15831	11.4
2018	16658	11.9

资料来源：2002—2018 年《国民经济和社会发展统计公报》。

二、疾病谱变化

随着人口老龄化进程的加快，我国居民的疾病谱发生明显变化。慢性病已经成为影响我国城乡居民健康的主要问题。慢性病患病率、死亡率呈现持续、快速增长趋势。目前，确诊的慢性病患者已超过 2.6 亿人，因慢性病死亡占我国居民总死亡的构成已上升至 85%；我国已经进入慢性病的高负担期，患病人数多、医疗成本高、患病时间长、服务需求大，在疾病负担中所占比重达到了 70%。

慢性病患病率急剧上升。国家卫生服务调查结果显示，15 岁及以上人口的慢性病患病率从 1993 年的 12.3% 上升至 2013 年的 24.5%，慢性病患病率在 20 年期间几乎增长了 1 倍（详见表 5-2、图 5-1）。高血压的患病率从 1959 年的 5.1% 上升至 2012 年的 25.2%；糖尿病的患病率从 1980 年的 0.67% 上升至 2010 年的 11.6%（18 周岁及以上人群）。

表 5-2   不同调查年份我国 15 岁及以上人口慢性病患病率

年份	城乡合计（%）	城市地区（%）	农村地区（%）
1993	12.3	17.7	10.5
1998	12.8	20.1	10.4
2003	15.3	20.5	13.3
2008	15.7	20.5	14.0
2013	24.5	26.3	22.7

资料来源：第一次至第五次国家卫生服务调查数据。

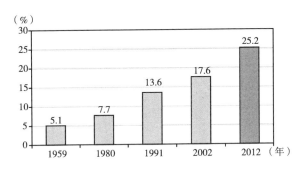

图 5-1   我国 15 岁及以上居民高血压患病率变化情况

注：前 4 次为全国高血压调查数据，2012 年为居民营养与慢性病调查数据，调查人群为 18 周岁及以上年龄居民。

人口老龄化使慢性病患者进一步增加。中国疾控中心慢性病控制中心的调查显示，我国 60 岁以上居民慢性病患病率高达74.20%，其中高血压患病率为 66.9%，糖尿病患病率为 19.6%（详见表 5 - 3）。

表 5 - 3　　　2010 年我国 60 岁以上居民慢性病、高血压和糖尿病患病情况

年龄分组（岁）	慢性病患病率（%）	高血压患病率（%）	糖尿病患病率（%）
60—64	68.04	60.7	18.3
65—69	74.37	67.2	19.7
70—74	78.30	70.4	20.7
75—79	80.01	72.9	20.1
≥80	79.77	72.6	20.8
合计	74.20	66.9	19.6

资料来源：2010 年中国慢性病及其危险因素监测调查。

《2012 年世卫组织全球疾病负担评估》报告显示，中国 45% 的疾病负担是由 60 岁及以上老年人的健康问题所致。[1]

慢性病已经成为影响我国居民健康水平提高、阻碍经济社会发展的重大公共卫生问题和社会问题。慢性病的持续增加，影响了我国居民健康状况的持续改善，增加了患者及其家庭因病致贫、因病返贫的风险，也影响了劳动力市场的供给，影响了我国经济的增长速度，增加了各级财政卫生支出和医保基金支出的压力，给我国可持续发展增加了不确定性。

---

[1]　Institute for Health Metrics and Evaluation, Human Development Network, The World Bank. The Global Burden of Disease: Generating Evidence, Guiding Policy - East Asia and Pacific Regional Edition [M]. Seattle, WA: IHME, 2013。

第二节 人口老龄化对医疗费用和 医保基金的影响

一、人口老龄化对医保基金筹集的影响

1998年国务院颁布的《关于建立城镇职工基本医疗保险制度的决定》规定："基本医疗保险基金实行社会统筹和个人账户相结合。职工个人缴纳的基本医疗保险费全部计入个人账户。用人单位缴纳的基本医疗保险费分为两部分，一部分用于建立统筹基金，一部分划入个人账户，划入个人账户的比例一般为用人单位缴费的30%左右。"《社会保险法》规定："参加职工基本医疗保险的个人，达到法定退休年龄时累计缴费达到国家规定年限的，退休后不再缴纳基本医疗保险费，按照国家规定享受基本医疗保险待遇；未达到国家规定年限的，可以缴费至国家规定年限。"这意味着老年人和退休人员比例越高，缴费人员就越少，且单位缴费流向统筹基金的比例也有所下降，影响了统筹基金的规模。

2015—2017年，我国职工医保参保人员逐年增加，退休人员占比略有上升，从2015年的26.07%上升至2017年的26.50%（详见表5-4）。

表5-4　2015—2017年我国职工医保参保人员及退休人员占比变化

年份	参保总人数（万人）	在职（万人）	退休（万人）	退休人员占比（%）
2015	28893	21362	7531	26.07
2016	29532	21720	7812	26.45
2017	30322	22288	8034	26.50

资料来源：2015—2017年度《人力资源和社会保障事业发展统计公报》。

2015—2017年，城镇职工基本医疗保险基金构成略有变化，其中统筹基金占比为60%左右，个人账户基金占比不到40%，单建统筹基金占基金总额的比例为1.5%左右（详见表5-5）。

表5-5　　　2015—2017年我国城镇职工医保基金构成

年份	统账结合基金构成（%）		单建统筹基金（%）
	统筹基金	个人账户	
2015	60.89	37.53	1.57
2016	59.41	39.05	1.54
2017	60.90	37.67	1.43

资料来源：2015—2017年度《人力资源和社会保障事业发展统计公报》。

二、人口老龄化对医疗费用和医保基金的影响

随着人口老龄化的加速，我国医保基金支出也逐年增加，2015—2017年年均增速为7.99%，其中统筹基金人均支出年均增速为7.50%，均高于同期GDP的增速（详见表5-6）。

表5-6　　　2015—2017年我国职工医保基金人均支出变化情况

年份	医保基金人均支出（元）	统筹基金人均支出（元）
2015	2638.96	1621.18
2016	2822.56	1720.26
2017	3077.33	1873.31
年均增速（%）	7.99	7.50

为进一步分析老龄化对医保筹资的影响，本书以东部的A市、中部的B市和西部的C市（A、B两市为地级市，C市为非副省级的省会城市）为例，分析职工医保覆盖对象中退休人员与在职人员医疗费用及医保基金支出的差异。

三市处于不同的老龄化进程中，B市老龄化程度最高，A市老龄化程度在逐年提高，C市由于省会城市和吸引外来人口的缘故，老龄化程度逐年下降（详见表5-7）。

表5-7　　2015—2017年三市职工医保退休人员比例

年份	A市（%）	B市（%）	C市（%）
2015	25.04	30.76	29.20
2016	27.55	30.53	28.73
2017	28.38	31.54	27.86

资料来源：根据各地医保报表计算而得。

从退休人员在医疗机构发生的医疗费用看，三市职工医保退休人员的医疗费用支出占比均超过60%，但退休人员占比A、C两市均不到30%，B市略高于30%（详见表5-8）。

表5-8　　　　2015—2017年三市职工医保退休
人员医疗费用支出比例

年份	A市（%）	B市（%）	C市（%）
2015	63.13	61.68	65.79
2016	63.34	62.57	65.17
2017	62.58	62.01	65.24

注：根据各地医保报表计算而得。医疗费用只包括在定点医疗卫生机构发生的费用，包括普通门诊急诊费用、大病门诊费用和住院费用，不包括在零售药店发生的费用，下同。

三市职工医保对象中，退休人员在医疗卫生机构发生的年人均医疗费用均高于在职职工。A市退休人员的年人均医疗费用为在职人员的5倍左右（4.22—5.13），B市退休人员的年人均医疗费用为在职人员的3.6倍左右（3.54—3.80），C市退休人员的年人均医疗费用为在职人员的4.7倍左右（4.66—4.86）；A市与C市退休人员在医疗机构发生的医疗费用为参保人员平均水平的 2 倍以上（2.20—2.52），B 市退休人员在医疗机构发生的医疗费用为参保人员平均水平的 2 倍（1.94—2.05）左右（详见表 5 - 9）。

表 5 - 9　　　　**2015—2017 年三市职工医保覆盖**
对象人均医疗费用比较

人员类别	年份	A 市（元/人）	B 市（元/人）	C 市（元/人）
在职	2015	1252.26	1037.77	1527.02
	2016	1468.17	1211.97	1636.18
	2017	1546.02	1816.62	1644.23
退休	2015	6419.5	3758.77	7118.96
	2016	6668.76	4610.26	7593.37
	2017	6524.01	6437.47	7990.63
合计	2015	2546.22	1874.83	3160.08
	2016	2901.08	2249.35	3347.68
	2017	2958.74	3273.85	3412.14
退休/在职	2015	5.13	3.62	4.66
	2016	4.54	3.80	4.64
	2017	4.22	3.54	4.86
退休/合计	2015	2.52	2.00	2.25
	2016	2.30	2.05	2.27
	2017	2.20	1.97	2.34

注：根据各地医保报表计算而得。医疗费用只包括在定点医疗卫生机构发生的费用，包括普通门急诊费用、大病门诊费用和住院费用，不包括在零售药店发生的费用，下同。

从住院统筹基金人均支出情况看，退休人员住院统筹基金的人均支出水平是职工医保覆盖人群平均水平的 2 倍以上，其中 A、C 两市超过 2.5 倍，B 市为 2.3 倍左右（详见表 5 - 10）。

表 5-10　2015—2017 年三市职工医保覆盖对象在职和

退休人员住院统筹基金支出情况

人员类别	年份	A 市（元/人）	B 市（元/人）	C 市（元/人）
在职	2015	540.04	510.62	571.97
	2016	631.61	535.58	580.24
	2017	618.22	858.19	589.64
退休	2015	3786.48	2630.01	4316.02
	2016	4021.74	3023.76	4532.50
	2017	3832.89	4371.09	4766.07
合计	2015	1353.00	1162.61	1665.38
	2016	1565.68	1295.13	1715.73
	2017	1530.52	1966.02	1753.07
退休/在职	2015	7.01	5.15	7.55
	2016	6.37	5.65	7.81
	2017	6.20	5.09	8.08
退休/合计	2015	2.80	2.26	2.59
	2016	2.57	2.33	2.64
	2017	2.50	2.22	2.72

　　国家卫生健康委卫生发展研究中心的研究结果显示：在 2016 年全国医疗费用中，占总人口 10.8% 的 65 岁及以上老年人医疗费用占比为 30.2%。[1]

　　总体来看，随着人口老龄化的加速，医疗服务利用和医疗费用上涨速度较快，导致我国医保基金的支出快速增加，给我国医保筹资的可持续性带来更多的不确定性。

　　① 国家卫生健康委卫生发展研究中心．中国老年人卫生费用与筹资研究 ［R］．2018。

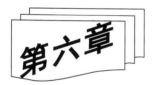

第六章

基本医疗保险筹资的责任分析

基本医疗保险制度筹资责任划分事关一个国家和地区的劳动力市场活力和企业竞争力，事关社会保障制度再分配的功能能否实现，合理的筹资责任划分不仅有助于基本医疗保险的可持续发展，也有助于提升一个国家和地区的市场活力和竞争力，有助于更好地体现公平正义。建立健全各方筹资责任，在基本医疗保险筹资政策中居于核心地位。我国的基本医疗保险制度采取的是社会医疗保险为主的制度安排，在筹资责任方面主要涉及在职职工与退休职工、单位与个人、中央和地方、政府与个人之间的关系。如何合理划分我国城镇职工基本医疗保险和城乡居民基本医疗保险的筹资责任，对于我国进一步完善基本医疗保险筹资政策意义重大。

第一节 城镇职工基本医疗保险
筹资责任分析

一、政策演变

1993 年，《中共中央关于建立社会主义市场经济体制若干问题的决定》明确"城镇职工医疗保险金由单位和个人共同负担，实行社会统筹和个人账户相结合"的制度模式。1994 年，原国家体改委等颁布《关于职工医疗制度改革的试点意见》，决定在江苏镇江和江西九江两个已有大病统筹制度基础的城市，开展通道式"统账结合"模式的职工医疗保险改革试点。1994 年，国务院出台《关于两江医疗保障制度改革试点方案的批复》，提出公费、劳保医疗改革同步，人人参加医保，用人单位缴费不超过10%，个人 1% 起步。

1997 年，《中共中央 国务院关于卫生改革与发展的决定》对城镇职工医保制度改革提出了明确要求，要求"建立社会统筹与个人账户相结合的医疗保险制度""保险费用由国家、用人单位和职工个人三方合理负担"。1998 年，国务院颁布《关于建立城镇职工基本医疗保险制度的决定》（以下简称《决定》），统一了城镇职工医疗保险的制度框架。该《决定》提出，城镇职工医疗保险制度的覆盖范围为城镇所有用人单位及其职工；基本医疗保险基金由用人单位和职工共同缴纳，用人单位缴费率控制在职工工资总额的 6% 左右，职工缴费率一般为本人工资的 2%。随着经济发展，用人单位和职工缴费率可作相应调整。

为了解决关闭、破产企业退休人员医疗保障问题，中共中央、国务院和相关部门先后出台相关政策，明确缴费途径和缴费责任。2000 年 10 月，中共中央办公厅、国务院办公厅出台《关于进一步做好资源枯竭矿山关闭破产工作的通知》（中办发〔2000〕11 号），明确规定："关于离退休人员安置，基本医疗保险基金，原则上分别按企业在职职工年工资总额的 6% 计算 10 年，再折半核定，由中央财政拨付给社会保险经办机构，用于发放离退休人员的基本养老金和医疗费。5 年后资金如有缺口，统筹研究解决。"

2003 年，国务院办公厅转发《国家经贸委等部门关于解决国有困难企业和关闭破产企业职工基本生活问题若干意见的通知》（国办发〔2003〕2 号），明确规定："要继续落实国有企业下岗职工基本生活保障资金，按时足额发放下岗职工基本生活费，并代缴社会保险费。对企业和社会筹集资金不足部分，各级财政要切实予以保证。对解除劳动关系的国有企业下岗职工，要按照规定做好各项社会保险接续工作。"

2009 年 5 月，人力资源和社会保障部出台《关于妥善解决关闭破产国有企业退休人员等医疗保障有关问题的通知》，明确提出："2009 年年底前将未参保的关闭破产国有企业退休人员纳入当地城镇职工基本医疗保险。""各地要通过多渠道筹资的办法，妥善解决关闭破产国有企业退休人员参加城镇职工基本医疗保险所需资金。在企业实施关闭破产时，要按照《企业破产法》相关规定，通过企业破产财产偿付退休人员参保所需费用。企业破产财产不足偿付的，可以通过未列入破产财产的土地出让所得、财政补助、医疗保险基金结余调剂等多渠道筹资解决。省级政府对困难市、县应给予帮助和支持。地方各级政府安排用于帮助解决关闭破产企业退休人员参保的补助资金，可分年到位。对地方依法破产国有企业退休人员参加城镇职工基本医疗保险，中央财政按照'奖补结合'原则给予一次性补助。"

二、政策执行情况

自城镇职工基本医疗保险制度实施以来，各地根据其经济社会发展、卫生事业发展和医疗服务费用变化情况，对基本医疗保险缴费比例进行了调整。为了更好地分析各地的职工医保的筹资责任划分，本书选择了直辖市中的北京、上海，两江试点城市中的镇江市，以及东部的浙江省杭州市、中部的湖南省长沙市和西部的四川省成都市进行分析。从各地实践来看，职工医保基金主要来自个人缴费和单位缴费。个人缴费仅限于在职职工，退休人员不缴费。个人缴费比例，镇江市在 1994—2001 年期间为 1%，其后调整至 2%，其余城市个人缴费比例均维持 2% 不变。单位缴费为当年在职职工工资基数总额的 6% 以上，目前，我国职工医保单位缴费比例最高的是上海市和杭州市，上海市在 2000 年至 2013 年 11 月 30 日期间，单位缴费比例为工资基数的 10%，2013 年 12 月 1 日后降为 9%；杭州市自 2005 年起，单位缴费比例提高到 9.5%，2014 年提高到 11.5%，2018 年调整为 10.5%（详见表 6 - 1）。值得注意的是，多数地区在调整医保筹资责任时，均提高了单位的缴费责任，个人缴费责任几乎没有变化；杭州和长沙表现得尤为明显。

表 6 - 1   我国部分地区职工医保筹资责任划分

城市	个人缴费比例	单位缴费比例
北京	2%（2001 年至今）	9%（2001 年至今）
上海	2%（2000 年至今）	10% +2%（地方附加医疗保险）（2000 年—2013 年 11 月 30 日）； 9% +2%（地方附加医疗保险）（2013 年 12 月 1 日至今）

续表

城市	个人缴费比例	单位缴费比例
镇江	1%（1994—2001 年），2%（2002 年至今）	10%（1994—2001 年）；9%（2002 年至今）
杭州	2%（2001 年至今）	8%（2001 年），9.5%（2005 年），11.5%（2014 年），10.5%（2018 年）
长沙	2%（2000 年至今）	6%（2000 年—2004 年 3 月）；8%（2004 年 4 月 1 日至今）
成都	2%（2000 年至今）	7.5%（2000 年至今）

　　资料来源：各地人力资源和社会保障局政府网站。

　　从筹资责任划分来看，城镇职工医保制度设计中，用人单位承担了更多的筹资责任，不利于增强企业在市场中的竞争力，也不利于调动企业增加就业岗位的积极性。从在职职工和退休人员的缴费责任看，退休人员不缴费，在职职工承担了全部的个人缴费责任。

第二节　城乡居民医保筹资责任分析

　　我国的城乡居民医疗保险起源于 2003 年的新型农村合作医疗，2007 年，城镇居民基本医疗保险制度开始试点，2016 年，国务院出台《整合城乡居民基本医疗保险的意见》，城乡居民基本医疗保险制度正式运行。该制度自建立时起，财政一直承担主要的筹资责任。为此，本书重点分析政府和个人、中央和地方财政、地方各级财政在城乡居民基本医疗保险筹资方面的责任。

一、个人与政府的筹资责任

　　2016 年之前，城乡居民医保分为新农合和城镇居民医保，两者分别独立运行。

2005 年以来，个人和政府在新农合制度的筹资责任划分不很明确。个人缴费占新农合基金总额的比例从 2005 年的 38.13% 逐渐下降至 2008 年的 15.38%，其后长期在 20% 左右波动，2017 年为 22.95%；财政补助占新农合基金的比例一直超过 50%，2005 年为 56.20%，2008 年上升至最高点（83.57%），随后略有波动，2017 年为 73.00%（详见图 6 - 1）。

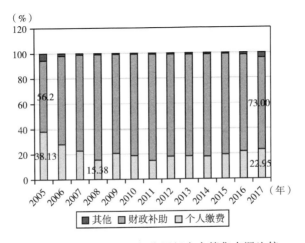

图 6 - 1　2009—2017 年我国新农合筹集来源比较

资料来源：2008—2015 年《新型农村合作医疗信息手册》，2017 年、2018 年《中国统计年鉴》。

2009 年以来，个人和政府在城乡居民医保制度的筹资责任划分也不明晰。2009 年个人缴费比例为 39.23%，随后个人缴费比例逐年下降至 2014 年的 20.78%，2015 年起有缓慢上升，2017 年为 28.07%，财政补助比例从 60.77% 逐年上升至 2014 年的 79.22%；随后略有下降，2017 年为 71.93%（详见图 6 - 2）；与《关于开展城镇居民基本医疗保险试点的指导意见》（国发

〔2007〕20 号）的政策要求（城镇居民基本医疗保险以家庭缴费为主，政府给予适当补助）相差甚远。

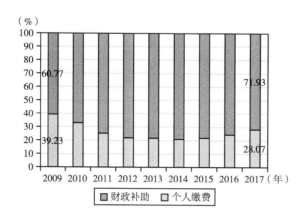

图 6-2 2009—2017 年我国城镇（乡）居民基本医疗保障筹资来源比较

资料来源：根据 2009—2014 年《中国社会保险年鉴》和 2015—2016 年《中国社会保险发展年度报告》以及关于 2017 年全国社会保险基金决算的说明整理而得。

从城乡居民医保的筹资责任看，个人承担的筹资责任较小，中央和地方各级财政承担了更多的筹资责任。

二、中央与地方财政的筹资责任

城乡居民基本医疗保险是我国社会保障体系的重要组成部分，属于广义的公共服务的范畴，是中央和地方的共同事权。建立健全城乡居民基本医疗保险制度对缓解城乡居民看病贵、促进城乡居民基本医疗卫生服务公平可及、改善城乡居民健康状况、促进生产力发展、实现经济社会可持续发展具有重要意义。财政是国家治理的基础和重要支柱。合理划分中央与地方财政事权和支出责任是政府有效提供基本公共服务的前提和保障，是建立现代财政制度的重要内容，是推进国家治理体系和治理能力现代化的客观需要。从城乡居民医保筹资来源看，城镇居民医保财政补助资金中，地方财政承担了较大的投入责任。2008—2012年，中央财政投入比例持续上升，2013—2016年出现震荡，2016年中央财政补助资金占财政补助资金的比例为35%；在新农合财政补助资金方面，中央财政投入比例自2009年起呈现持续上升趋势，2013年起中央财政投入超过地方财政投入，2015年中央财政投入比例达57.22%（详见表6-2）。

表6-2   中央和地方财政在城乡居民医保政府补助中的构成

年份	居民医保（%）		新农合（%）	
	中央财政	地方财政	中央财政	地方财政
2008	28.11	71.89	37.67	62.33
2009	28.95	71.05	36.36	63.64
2010	28.84	71.16	37.87	62.13
2011	33.49	66.51	44.68	55.32
2012	36.79	63.21	48.34	51.66
2013	35.27	64.73	51.39	48.61
2014	31.18	68.82	56.14	43.86
2015	32.28	67.72	57.22	42.78
2016	35.00	65.00	—	—

资料来源：2008—2013年《中国社会保险年鉴》，2014—2016年《中国社会保险年度报告》，2008—2015年《新型农村合作医疗信息手册》。

2016年和2018年，国务院先后发布了《国务院关于推进中央与地方财政事权和支出责任划分改革的指导意见》（国发〔2016〕49号）、《基本公共服务领域中央与地方共同财政事权和支出责任划分改革方案》（国办发〔2018〕6号）和《医疗卫生领域中央与地方财政事权和支出责任划分改革方案》（国办发

〔2018〕67 号）等文件，对基本公共服务领域中央与地方共同财政事权和支出责任划分改革制定明确的方案。城乡居民基本医疗保险属于基本公共服务领域中央与地方共同承担财政事权和支出责任的重要事项。根据经济社会发展水平的不同，中央财政对城乡居民基本医疗保险采取了差别化分担的政策，实行中央分档分担办法。第一档包括内蒙古等 12 个省（区、市），中央分担80%；第二档包括河北等 10 个省，中央分担 60%；第三档包括辽宁等 3 个省，中央分担 50%；第四档包括天津等 4 个省（市）和大连等 5 个计划单列市，中央分担 30%；第五档包括北京、上海 2 个直辖市，中央分担 10%（详见表 6 - 3）。

表 6 - 3　　　城乡居民基本医疗保险中央与地方财政
事权和支出责任划分情况

分档	地区	中央和地方财政分担比例
第一档	内蒙古、广西、重庆、四川、贵州、云南、西藏、陕西、甘肃、青海、宁夏、新疆	80：20
第二档	河北、山西、吉林、黑龙江、安徽、江西、河南、湖北、湖南、海南	60：40
第三档	辽宁、福建、山东	50：50
第四档	天津、江苏、浙江、广东 4 个省（直辖市）和大连、宁波、厦门、青岛、深圳 5 个计划单列市	30：70
第五档	北京、上海	10：90

133

三、地方各级财政的筹资责任分析

《基本公共服务领域中央与地方共同财政事权和支出责任划分改革方案》和《医疗卫生领域中央与地方财政事权和支出责任划分改革方案》的出台，明确了中央和地方在城乡居民基本医疗保险方面的投入责任，有助于保障城乡居民基本医疗保险制度的可持续发展。但地方各级政府在基本医疗保险方面的事权责任如何划分，仍有待进一步明确。本书以一档的 A 省（陕西），二档的 B 省（安徽）和四档的 C 省（江苏）为例，实证分析三省 2009—2016 年城乡居民基本医疗保险（2016 年以前主要为新型农村合作医疗，以下简称"城乡居民医保"）制度的地方财政支出责任的变化趋势，并提出关于地方各级政府在城乡居民基本医疗保险事权划分的建议。

2009—2016 年，三省新农合（城乡居民医保）筹资的主要来源均为财政补助资金，超过总筹资额的 70%（详见表 6-4）；在财政补助资金方面，江苏省以地方财政投入为主，安徽省和陕西省以中央财政投入为主（详见表 6-5）。地方各级财政在新农合（城乡居民医保）筹资中的责任差异较大。江苏省新农合（城乡居民医保）地方各级财政投入中，以省级财政和县级财政为主，镇级财政和（地）市级财政也占有一定的比例；省级财政投入占比为 40% 左右，2013 年最高，达 45.95%；县级财政投入占地方财政投入的比例持续高于 40%，2016 年达 45.50%；镇级财政在地方各级财政投入中占比达 10% 左右。安徽省地方各级财政投入中，以省级财政投入为主，占比一直保持在 70%以上，2016 年达 81.01%；地市级财政投入占比较低，不足地方各级财政投入的 1%；县级财政投入占地方各级财政投入的比例为 20% 左右，2016 年为 18.69%，部分年份镇级财政也有投入，但占比较低，不足 0.05%。陕西省新农合（城乡居民医保）地方各级财政投入中，以省级财政投入为主，占比超过 50%，2016 年达 72.14%；地市级财政在财政投入中也占有一定的比例，超过地方财政投入的 10%；县级财政投入占地方各级财政投入的比例为 20% 左右，2016 年为 16.62%（详见表 6-6）。

表 6 - 4　　2009—2016 年三省新农合（城乡居民医保）

筹资来源及构成

年份	个人缴费（%）			财政补助（%）			其他（%）		
	江苏	安徽	陕西	江苏	安徽	陕西	江苏	安徽	陕西
2009	22.16	19.62	18.19	76.24	80.02	81.57	1.60	0.36	0.24
2010	23.73	19.85	18.20	74.77	79.78	81.61	1.50	0.37	0.19
2011	18.61	13.11	12.06	80.03	86.30	87.68	1.36	0.59	0.26
2012	20.53	16.98	15.72	78.72	81.63	83.92	0.75	1.39	0.36
2013	20.34	16.32	17.28	75.84	81.91	82.41	3.82	1.77	0.31
2014	20.22	17.08	17.87	76.16	80.94	81.70	3.62	1.98	0.43
2015	21.28	20.36	19.03	77.71	78.20	80.61	1.01	1.44	0.36
2016	22.85	21.56	22.00	76.63	77.26	77.64	0.52	1.18	0.36

表 6 - 5　　2009—2016 年三省新农合（城乡居民医保）

财政投入构成

年份	中央财政（%）			地方财政（%）		
	江苏	安徽	陕西	江苏	安徽	陕西
2009	5.80	50.52	48.51	94.20	49.48	51.49
2010	7.43	49.94	47.54	92.57	50.06	52.46
2011	5.95	54.45	58.46	94.05	45.55	41.54
2012	8.40	54.75	58.58	91.60	45.25	41.42
2013	5.97	61.27	60.43	94.03	38.73	39.57
2014	5.18	60.52	60.91	94.82	39.48	39.09
2015	13.85	62.78	64.72	86.15	37.22	35.28
2016	15.21	63.95	67.18	84.79	36.05	32.82

表 6-6　　2009—2016 年三省新农合（城乡居民医保）

地方各级财政投入构成

年份	省级财政（%）			市级财政（%）			县级财政（%）			镇级财政（%）	
	江苏	安徽	陕西	江苏	安徽	陕西	江苏	安徽	陕西	江苏	安徽
2009	37.66	74.74	59.21	4.78	0.17	20.01	40.35	25.09	20.78	17.21	0.01
2010	36.75	75.10	62.66	4.35	0.16	16.51	41.62	24.72	20.83	17.28	0.02
2011	42.22	75.86	61.71	3.19	0.17	14.76	41.39	23.97	23.53	13.20	0.00
2012	44.20	74.83	66.46	3.32	0.17	13.13	42.01	24.97	20.41	10.46	0.03
2013	45.95	80.46	69.57	3.18	0.18	11.96	40.50	19.36	18.47	10.37	0.00
2014	44.39	81.11	70.75	3.05	0.22	11.43	42.84	18.67	17.82	9.72	0.00
2015	40.04	80.67	72.47	4.71	0.24	10.56	45.29	19.09	16.97	9.97	0.00
2016	43.48	81.01	72.14	2.90	0.30	11.24	45.50	18.69	16.62	8.13	0.00

　　从三省新农合（城乡居民医保）的筹资责任划分来看，中央和地方的事权和财政支出责任逐渐明确，但地方各级政府之间如何合理划分基本医疗保险的事权和财政支出责任仍很不平衡，地方各级政府的财政事权和事权支出责任有待进一步探索。

第三节　基本医疗保险筹资责任的海外经验

一、德国基本医疗保险筹资责任划分

　　德国是全球最早建立社会医疗保险制度的国家，其法定的基本医疗保险资金主要来源于政府税收补助、雇主缴费和参保者缴费两个部分，其中，以后者为主。政府税收补助的作用是为那些失业人员、学生等非义务缴费者提供保障。

医疗保险的筹资机制根据缴费人群的不同，分为雇员缴费机制和特殊人群缴费机制两种。若雇员的合法收入没有超过最高上限（opt-out threshold，退出门槛）则被强制参加医疗保险，反之则自愿参加。在法定医疗保险建立的初期，雇主和雇员分担的比例是1∶2，这种情况一直维持到1955年，1955年起，雇主和雇员的缴费比例调整为1∶1，并一直维持到2005年6月。2005年7月，德国再次对雇员和雇主的缴费比例进行了调整，将雇主的缴费比例下降0.45%，将雇员的缴费比例提高0.45%，2014年，德国社会医疗保险的缴费费用为工资基数的15.5%，其中雇主缴纳7.3%，雇员缴纳8.2%。为了同时实现公平和效率，并激发国民参保的积极性，各个疾病基金对缴费工资设置了上限。针对失业人员、退休人员、实习人员、学生等特殊群体，法定医疗保险也都作了相关规定以保证他们的权益，例如，月工资低于缴费底线的实习人员的缴费金额由实习单位全权负责，退休人员按照其退休前的工资水平和标准来缴费，失业人员可以领取相应的救济金和保证金，等等。[1][2]

德国在筹资上兼顾经济负担和社会公平。德国法律明文规定，薪资退出门槛必须强制参加法定的医疗保险（社会医疗保险），薪资高于退出门槛者可以选择参加法定的医疗保险，也可以选择参加其他医疗保险。退出门槛的额度随着德国经济发展和薪资变化而变化。2005年，德国退出门槛的额度为3900欧元/月，随后逐年提高到2010年的4162.50欧元/月。2011年，随着经济危机的来临，退出门槛降至4125欧元/月，随后又随着经济

137

① 冉密，孟伟，熊先军. 德国和台湾地区医保筹资现状及启示［J］. 中国医疗保险，2016（5）：68-71。

② Health System in Transition，Germany［R］. 2015。

好转而上升，2014 年为 4462.50 欧元/月。①

从德国社会医疗保险的筹资责任划分看，雇主和雇员共同承担筹资责任，雇员的筹资责任逐年上升，从雇主为主（2/3）到与雇主平等承担责任（1/2），再转变为雇员承担主要责任；即使是退休人员，也要承担相应的医保筹资责任。

二、日本社会健康保险筹资责任划分

目前，日本约有 3500 个保险方案，大约一半是职工健康保险，另一半是居民健康保险。每一个日本公民必须参加而且只能参加一种健康保险制度，保险方案的选择首先基于雇佣状况，其次基于居住情况，个体不能自由选择；家属（除 75 岁以上的老人）都要求被户主参加的保险覆盖；雇主必须为所有雇员提供健康保险（除工作时间少于全勤工作时间 3/4 的员工和 75 岁以上的员工）。所有未被职工健康保险覆盖的，包括退休人员，必须参加当地政府的居民健康保险（如果小于 75 岁）或者参加老人健康保险（如果 75 岁以上），除非他们在公共补助范围内。每个保险方案的保险费率、税收补贴、共付率都由国会通过立法确定。在职工健康保险中，保费按一定的比例从工资中扣除，雇主支付至少一半（平均 55%）。居民健康保险由每个城市自行设定保费缴纳标准，总体上一半基于工资（有时是财产），另一半每个参保人有一个固定金额（有时是一个家庭），保费交由市政府管理。②③

---

①③ IKEGAMI N, YOO B K, HASHIMOTO H, et al. Japanese universal health coverage: evolution, achievements, and challenges [J]. The Lancet, 2011, 378 (9796): 1106 – 1115.

② 朱坤，张小娟，刘春生. 日本健康保险制度演变历程及启示 [J]. 中国卫生政策研究, 2012, 5 (3): 32 – 38。

　　日本健康保险制度的筹资来源主要有个人缴费、雇主缴费和税收补贴三部分，但不同保险制度的筹资来源和比例有所差别。

　　职工和雇主共同缴纳保费是职工健康保险的主要筹资方式，不同保险方案的缴费比例不同，平均约占工资的8%，由职工和雇主平均分担；税收补贴主要补助覆盖中小企业职工的健康保险制度。[①] 居民健康保险主要基于收入水平以家庭为单位征缴保费，但是在不同地区征缴方式不同。[②] 老人健康保险基金主要来源于保险人缴费（居民健康保险或职工健康保险基金的划拨）以及税收。两大健康保险基金共同出钱，建立老人健康保险基金，并保证每个保险基金都不会过度承担老人的费用。每个保险制度为老人健康保险筹资（划拨）比例的确定基于每个保险制度下老年人的数量以及以往医疗保健费用支出的记录。[③④⑤]

　　利用税收补贴健康保险基金是日本健康保险制度筹资的一个特点，但不同健康保险制度得到税收补助的比例不同；通过税收补贴以及不同保险方案间的转移（来平衡老年人的医疗费用），使得所有社会健康保险方案都能覆盖相同的服务。日本根据参保人的平均收入将保险方案分为四层，前三层每层覆盖30%的人口，第四层覆盖剩下的10%的人口。第一层是覆盖大公司（300名以上员工）职员的1497个方案（社团管理的健康保险）和覆盖公共部门工作人员的77个方案（互助协会）。第二层只有1

139

　　①②③　TATARA K, OKAMOTO E. Japan: Health system review: health systems in transition [R]. 2009。

　　④　朱坤，张小娟，刘春生. 日本健康保险制度演变历程及启示 [J]. 中国卫生政策研究，2012，5（3）：32－38。

　　⑤　IKEGAMI N, YOO B K, HASHIMOTO H, et al. Japanese universal health coverage: evolution, achievements, and challenges [J]. The Lancet, 2011, 378 (9796): 1106－1115。

个方案，准公共国家健康保险组织（2008年从政府管理健康保险组织重组），覆盖在中小公司工作，收入低于第一层方案的参保人。第三层是自由职业者、不规律工作者和低于75岁退休人员的居民健康保险，由1788个市政府管理，还有自由职业群体的（包括私人执业的医生、理发师和建筑工人）165个居民健康保险联盟（包括这层约1/10的参保人）。第四层是老人健康保险，75岁以上的老人必须参加，不管他们的雇佣情况和家属的情况，在47个辖区内由市政府的同盟会管理。[①②]

为增加医保基金，日本政府通过税收为第二至第四层的保险方案提供补贴，约占整个卫生支出的1/4。这些补贴约占第二层所有支出的16.4%、第三层的50%（经济发达城市40%，经济贫困城市80%）、第四层的50%。另外，为了平衡老年人的卫生费用，在所有医保方案中，每个参保人都要将一定比例的保险费转移到老人健康保险。这些转移保费占到老人健康保险所有支出的40%，并且补贴参加其他保险方案的65—74岁的老人（详见图6-3）。[③④]

从日本健康保险筹资责任划分看，职工健康保险由雇主与雇员平等承担筹资责任，同时，政府通过税收为健康保险基金提供补贴，不同的保险制度政府补贴额度不同，覆盖收入较低者或老年人的健康保险制度获得不同的比例较高，达50%。这样的

①　TATARA K, OKAMOTO E. Japan：health system review：health systems in transition［R］. 2009。

②③　朱坤，张小娟，刘春生. 日本健康保险制度演变历程及启示［J］. 中国卫生政策研究，2012，5（3）：32-38。

④　IKEGAMI N, YOO B K, HASHIMOTO H, et al. Japanese universal health coverage：evolution, achievements, and challenges［J］. The Lancet, 2011, 378（9796）：1106-1115。

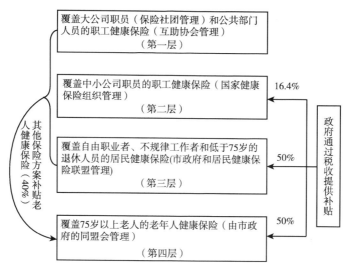

图6-3　不同健康保险制度的税收补贴及保费转移情况

筹资责任划分，有助于改善筹资公平性，更好地体现了健康保险的再分配功能。

三、我国台湾地区健康保险筹资责任划分

我国台湾地区也是较早实施社会健康保险的地区。台湾地区将保险对象分为六类；第一类至第三类保险对象均覆盖了被保险人本人及其眷属，是台湾健康保险的主体；不同类别人员承担的筹资责任不一致。第一类中的公务人员、公职人员、志愿役军人，被保险人承担30%的缴费责任，被保险人所在单位承担70%的筹资责任；私立学校教职员，被保险人承担30%的缴费责任，被保险人承担30%的缴费责任，其余的筹资责任由被保险人所在单位和政府均等承担（各35%）；公立、民营事业、机构等有一定雇主的受雇者，被保险人承担30%的缴费责任，被保险人所在单位承担60%的缴费责任，政府承担10%的缴费责

任；雇主、自营业主和专门职业及技术人员自行执业者由被保险人承担全部的缴费责任。第二类包括职业工会会员和外雇船员，由被保险人承担 60% 的缴费责任，政府承担 40% 的缴费责任；第三类包括农民、渔民、水利会会员，被保险人个人承担 30% 的缴费责任，政府承担 70% 的缴费责任（详见表 6-7）。[1][2]

表 6-7　台湾地区健康保险覆盖对象类别及筹资责任分担情况

保险对象类别			保费负担比例（%）		
			被保险人	投保单位	政府
第一类	公务人员	本人及眷属	30	70	0
	公职人员、志愿役军人		30	70	0
	私立学校教职员		30	35	35
	公立、民营事业、机构等有一定雇主的受雇者		30	60	10
	雇主		100	0	0
	自营业主		100	0	0
	专门职业及技术人员自行执业者		100	0	0
第二类	职业工会会员		60	0	40
	外雇船员		60	0	40
第三类	农民、渔民、水利会会员		30	0	70
第四类	义务役军人	本人	0	0	100
	军校军费生、在恤遗眷		0	0	100
	替代役役男		0	0	100
	矫正机关受刑人		0	0	100

142

---

①　冉密，孟伟，熊先军. 德国和台湾地区医保筹资现状及启示 [J]. 中国医疗保险，2016（5）：68-71.

②　黄三桂. 台湾全民健保制度的设计与实施历程 [R]. 2018。

续表

保险对象类别		保费负担比例（%）		
		被保险人	投保单位	政府
第五类	低收入户　家户成员	0	0	100
第六类	荣民、荣民遗眷家户代表　本人	0	0	100
	眷属	30	0	70
	地区人口　本人及眷属	60	0	40

资料来源：黄三桂.台湾全民健保制度的设计与实施历程［R］.2018.

从台湾地区的健康保险筹资责任划分看，正式就业人员如公务人员、公职人员等，个人承担的缴费责任较低，个人与雇主（和政府）的筹资责任比例为3∶7；自由执业者如雇主、自营业主和专业技术人员等自行执业者承担完全的缴费责任；职业工会会员、外雇船员等无雇主或单位者，个人与政府的筹资责任比例为3∶2；农民、渔民、水利会会员等收入相对较低群体，个人与政府的筹资责任比例为3∶7。收入较低者承担的责任相对较低，一定程度上体现了健康保险制度的再分配功能。

143

第四节　基本医保筹资责任划分的问题与建议

一、筹资责任划分存在的主要问题

（一）职工医保筹资责任划分不均衡，个人承担的缴费责任偏低，不利于职工医保筹资的可持续性

我国职工医保筹资制度安排中，个人的缴费比例为工资基数

的2%，雇主的缴费比例均超过6%，个人缴费占筹资总额的比例低于25%，部分地区再调整筹资比例时，主要提高了雇主的缴费比例，个人的缴费比例多年未变，影响了医保筹资的可持续性。个人与雇主的筹资责任失衡，雇主缴费责任较重，不利于减轻企业负担，提升企业市场竞争力，也不利于鼓励企业增加就业岗位。从国际经验看，我国职工医保个人筹资责任低于德国和日本等社会医疗保险国家。与我国台湾地区相比，大陆地区的职工医保覆盖对象个人缴费责任也偏低。

（二）城乡居民医保个人筹资责任偏低，地方各级政府财政支出责任划分不明确

我国的城乡居民医保主要覆盖非正式就业人员、儿童、学生和老年人。在参加居民医保过程中，其个人缴费占筹资总额的比例仅为25%左右，与我国台湾地区（30%）相比，个人筹资责任偏低；与德国（50%）相比，中央和地方在居民医保事权方面的财政支出责任已经出台划分标准，但地方各级政府之间的财政支出责任划分标准如何合理划分尚不明确。

（三）老年人缴费责任失衡，不利于改善筹资的公平性

我国城镇职工基本医疗保险覆盖的老年人（退休人员）不缴费，而城乡居民医保覆盖的老年人需要个人缴费参保，这样的筹资制度安排，不利于缩小城乡差距，不利于改善职工医保覆盖和居民医保覆盖的老年人之间的筹资公平性。

二、筹资责任划分建议

（一）建议适度提高个人筹资责任，推动经济和医保制度可持续发展

适度提高职工医保个人筹资责任，逐步平衡个人与雇主的缴费责任；强化个人的医疗费用和医保缴费意识，鼓励参保人员提

升健康素养，加强预防保健，有助于减轻企业负担，提升企业市场竞争力，推动市场经济和医保制度协同发展，实现医保制度的可持续发展。

建立与我国收入分配相适应的筹资责任划分机制，适度提高城乡居民医保覆盖对象的个人筹资责任，建议逐步将城乡居民医保中个人筹资责任提高到30%左右；强化个人的医疗费用和医保缴费意识，树立个人是自身健康第一责任人的意识，促使参保人提升健康素养，提高健康水平，减慢医疗费用支出增长速度。

（二）合理划分地方各级政府在医保事权方面的财政支出责任，提高城乡居民医保筹资的可持续性

加强城乡居民医保事权的财政支出责任划分研究，合理划分地方各级政府在医保事权方面的财政支出责任，提高城乡居民基本医疗保险筹资的可持续性。

（三）建立终身缴费的筹资机制，改善老年人的筹资公平性

借鉴国际经验，建立终身缴费的筹资机制，对职工医保覆盖的老年人，应逐步建立个人缴费标准，缴费标准可以略低于在职职工，也可与城乡居民基本医疗保险覆盖的老年人的相对标准相衔接，提升老年人筹资的公平性，同时提升职工医保基金的风险抵抗能力。

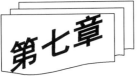

第七章

多层次筹资的现状与问题

146

党的十九大报告提出："按照兜底线、织密网、建机制的要求，全面建成覆盖全民、城乡统筹、权责清晰、保障适度、可持续的多层次社会保障体系。全面实施全民参保计划。完善统一的城乡居民基本医疗保险制度和大病保险制度。"目前，我国已经初步建成以基本医疗保险制度为主体、商业健康保险和补充医疗保险为补充、城乡医疗救助制度为托底的多层次健康保障制度。本书重点对商业健康保险、医疗救助制度、补充医疗保险、慈善和社会救助等的运行现状及问题进行分析。

第一节　商业健康保险的发展现状与问题

一、商业健康保险的发展历程

商业健康保险（以下简称健康保险）是

社会保障体系的重要组成部分，对于丰富和完善医疗保障体系、促进和谐社会的构建具有重要作用。我国的商业健康保险起步较晚，20 世纪 80 年代才出现大陆第一笔健康保险业务。从发展历程看，我国商业健康保险随社会医疗保险的发展而快速发展，两者相互依赖、共同发展。从发展阶段看，可以分为萌芽阶段、初步发展阶段、快速发展阶段、专业化运营阶段和高质量发展阶段。

（一）萌芽阶段（1994 年以前）

1982 年国内恢复保险业务后，经上海市人民政府批准，"上海市合作社职工医疗保险"于 1983 年 1 月起实施，这是我国大陆恢复保险业务后第一笔健康保险业务。其后大陆市场又出现了母婴安康保险、人工流产安康保险、分娩节育保险、农民医疗保险、合资企业职工健康保险、中小学生和幼儿园儿童住院医疗保险等产品。这段时期，商业健康保险大多以人寿保险的附属品出现，形式主要为费用型医疗保险产品。①

（二）初步发展阶段（1994—1998 年）

进入 20 世纪 90 年代，国家开始逐步推行社会主义市场经济改革，国民经济继续保持高速增长的态势，人民生活水平不断提高，收入大幅增加。在解决了基本的温饱问题后，社会大众开始追求生活质量，越来越关注身体健康问题，居民对商业健康保险的需求有所增加。

这段时间，商业健康保险发展特点如下：一是随着居民的收入不断提高，商业健康保险的需求也逐渐增加。宏观政策也鼓励商业健康保险发展。二是产品形式出现多元化，除了以寿险的附属品出现外，商业健康保险出现了重大疾病保险产品，并获得较

147

---

① 我国商业健康险发展历程［EB/OL］. http：//www.dzlcgw.com/scqy/article.aspx？id＝1722。

快发展。重大疾病保险的独特保障内容很快得到市场的认同，销售量直线上升，各公司也全面升级产品，扩大病种范围，变附加险为主险，将定期保障延长至终身。①②

（三）快速发展阶段（1998—2004年）

1998年12月25日，国务院颁发了《国务院关于建立城镇职工基本医疗保险制度的决定》（国发〔1998〕44号），全面推行社会基本医疗保险制度的改革，随着公费医疗和劳保医疗制度被取代，城镇职工基本医疗保险的覆盖面短期内出现下降，为商业健康保险的发展留出更大空间。

2002年，第九届全国人大常委会第三十次会议通过了关于修改《中华人民共和国保险法》的决定，规定财险公司经监管机构核定，可经营意外伤害险和短期健康险业务。根据修改后的《中华人民共和国保险法》，从2003年开始，财产保险公司也可以经营短期健康保险。2003年上半年，原保监会颁布了《人身保险新型产品精算规定》，其主要目的是统一人身保险新型产品的技术标准。《人身保险新型产品精算规定》规定："分红保险可以采取终身寿险、两全保险或年金保险的形式。保险公司不得将其他产品形式设计为分红保险。"根据这一规定，分红健康保险必须退出市场，取而代之的是非分红的健康保险。

这一阶段健康保险发展有以下特点：一是健康保险业务增长迅速，健康保险产品更为丰富，无论是主险还是附加险、个人险还是团体险、短期险还是长期险，均得到不同程度的发展，保障更充分，形成了以寿险公司为主的健康保险市场格局。这段时间

---

① 赵斌. 商业健康保险发展历史和现状［EB/OL］. https：//www.zgylbx.com/index.php? m = content&c = index&a = show&catid = 10&id = 32915。

② 我国商业健康险发展历程［EB/OL］. http：//www.dzlcgw.com/scqy/article.aspx? id = 1722。

出现了与基本医疗保险制度衔接的补充医疗保险产品，并很快在各地得以推广。在这一阶段，分红型健康保险被要求停售，健康保险逐步回归于健康保障的功能上来。二是商业医疗保险开始进入农村市场，并且进行了一些探索和试点，在部分领域有一定的突破，比如管理农村基本医疗保险业务。三是社会大众对健康保险需求很大，但保险公司的有效供给不足。[1][2]

（四）专业化经营阶段（2004—2008年）

2003年年底，原保监会颁布《关于加快健康保险发展的指导意见》，以正式文件形式鼓励保险公司推进健康保险专业化经营，并继续主办第二届商业健康保险发展论坛，研讨专业化经营的具体问题，深化对专业化经营理念的认识。

2006年6月，国务院下发了《国务院关于保险业改革改革的若干意见》（国发〔2006〕23号），明确提出："统筹发展城乡商业养老保险和健康保险，完善多层次社会保障体系。大力推动健康保险发展，支持相关保险机构投资医疗机构，积极探索保险机构参与新型农村合作医疗管理的有效方式，推动新型农村合作医疗的健康发展。"2006年8月，中国保监会颁布《健康保险管理办法》（以下简称《办法》），这是健康保险第一部专门化监管规章，该《办法》统一财险公司、寿险公司、专业健康保险公司在健康保险业务经营上的监管标准，为多种主体的公平竞争提供制度保障；明确了健康保险在经营管理、产品管理、销售管理、负债管理方面的基本监管要求，规范健康保险市场，维护投保人的合法权益，促进健康保险可持续发展。同时，该《办法》

---

① 赵斌．商业健康保险发展历史和现状［EB/OL］．https：//www.zgylbx.com/index.php？m = content&c = index&a = show&catid = 10&id = 32915。

② 我国商业健康险发展历程［EB/OL］．http：//www.dzlcgw.com/scqy/article.aspx？id = 1722。

贯穿了推进健康保险专业化经营的基本思想，设定了经营健康保险的专业化条件，明确支持保险公司加强与医疗机构深层次合作、管控医疗服务质量、强化健康管理服务等发展方向。

这段时期，健康保险发展表现为如下特点：一是商业健康保险定位更加明确。国务院有关文件给予了明确的规定，商业健康保险与基本医疗保险同属于医疗保障体系的重要组成部分。商业保险积极发挥其精算、风险管理、核保核赔等方面的行业优势，发挥其社会管理职能，积极参与医疗保障不同层次的试点，为医疗保障体系的建设和社会主义和谐社会的构建贡献力量。二是健康保险业务的增长速度有所回落，但业务质量相对得到提高，公司更加注重产品的内含价值。健康保险产品更为丰富，无论是主险还是附加险、个人险还是团体险、短期险还是长期险，均得到不同程度的发展，保障更充分。三是从供给方面来看，形成了寿险公司、财产险公司及专业健康保险公司等多种形式经营主体共同经营健康保险的格局，但专业健康保险公司刚刚起步，市场依然以寿险公司为主，寿险公司经营的健康保险业务占全部健康保险业务的90%以上。四是社会大众对健康保险需求很大，但保险公司的有效供给能力不足。①②

（五）高质量发展阶段（2009年至今）

尽管商业健康保险经历了快速发展和专业化经营阶段，但商业健康保险的保险深度和广度与人民群众的需求依然存在较大差距。如何提升险种的针对性、实现高质量发展成为商业健康保险发展面临的重要问题。2009年，在新一轮医药卫生体制改革大

---

① 赵斌. 商业健康保险发展历史和现状［EB/OL］. https：//www.zgylbx.com/index. php？ m = content&c = index&a = show&catid = 10&id = 32915。

② 我国商业健康险发展历程［EB/OL］. http：//www.dzlcgw.com/scqy/article. aspx？ id = 1722。

潮中，商业健康保险迎来了新的机遇，逐步从高速发展迈向高质量发展。

2009 年，《中共中央国务院关于深化医药卫生体制改革的意见》（中发〔2009〕6 号）正式出台，文件明确提出："积极发展商业健康保险。鼓励商业保险机构开发适应不同需要的健康保险产品，简化理赔手续，方便群众，满足多样化的健康需求。鼓励企业和个人通过参加商业保险及多种形式的补充保险解决基本医疗保障之外的需求。在确保基金安全和有效监管的前提下，积极提倡以政府购买医疗保障服务的方式，探索委托具有资质的商业保险机构经办各类医疗保障管理服务。""在确保基金安全和有效监管的前提下，积极提倡以政府购买医疗保障服务的方式，探索委托具有资质的商业保险机构经办各类医疗保障管理服务。"这是中央文件里第一次出现这样的提法，鼓励商业保险机构经办医疗保障管理服务，给商业健康保险发展开辟了新的空间。随后，国务院和相关部委就如何鼓励和实现商业健康保险高质量发展出台了众多的政策文件。

2011 年，国务院下发《"十二五"期间深化医药卫生体制改革规划暨实施方案》（国发〔2012〕11 号），明确提出："完善商业健康保险产业政策，鼓励商业保险机构发展基本医保之外的健康保险产品，积极引导商业保险机构开发长期护理保险、特殊大病保险等险种，满足多样化的健康需求。鼓励企业、个人参加商业健康保险及多种形式的补充保险，落实税收等相关优惠政策。简化理赔手续，方便群众结算。加强商业健康保险监管，促进其规范发展。"

2012 年，发展改革委等六部委出台《关于开展城乡居民大病保险工作的指导意见》（发改社会〔2012〕2605 号），明确提出："（一）采取向商业保险机构购买大病保险的方式，通过政府招标选定承办大病保险的商业保险机构，商业保险机构承办大病保险的保费收入，按现行规定免征营业税。"

2013 年，国务院下发《关于加快发展养老服务业的若干意见》（国发〔2013〕35 号），明确提出："鼓励老年人投保健康保险、长期护理保险、意外伤害保险等人身保险产品，鼓励和引导商业保险公司开展相关业务。"2013 年，国务院下发《关于促进健康服务业发展的若干意见》（国发〔2013〕40 号），明确提出："到 2020 年，健康服务业总规模达到 8 万亿元以上，成为推动经济社会持续发展的重要力量。健康保险服务进一步完善。商业健康保险产品更加丰富，参保人数大幅增加，商业健康保险支出占卫生总费用的比重大幅提高，形成较为完善的健康保险机制。积极发展健康保险。丰富商业健康保险产品。鼓励商业保险公司提供多样化、多层次、规范化的产品和服务。鼓励发展与基本医疗保险相衔接的商业健康保险，推进商业保险公司承办城乡居民大病保险，扩大人群覆盖面。积极开发长期护理商业险以及与健康管理、养老等服务相关的商业健康保险产品。推行医疗责任保险、医疗意外保险等多种形式医疗执业保险。发展多样化健康保险服务。建立商业保险公司与医疗、体检、护理等机构合作的机制，加强对医疗行为的监督和对医疗费用的控制，促进医疗服务行为规范化，为参保人提供健康风险评估、健康风险干预等服务，并在此基础上探索健康管理组织等新型组织形式。鼓励以政府购买服务的方式委托具有资质的商业保险机构开展各类医疗保险经办服务。"

2014 年，国务院下发了《关于加快发展现代保险服务业的若干意见》（国发〔2014〕29 号），明确提出："到 2020 年，保险深度（保费收入/国内生产总值）达到 5%，保险密度（保费收入/总人口）达到 3500 元/人。发展多样化健康保险服务。鼓励保险公司大力开发各类医疗、疾病保险和失能收入损失保险等商业健康保险产品，并与基本医疗保险相衔接。发展商业性长期护理保险。提供与商业健康保险产品相结合的疾病预防、健康维护、慢性病管理等健康管理服务。支持保险机构参与健康服务业产业链整合，探索运用股权投资、战略合作等方式，设立医疗机构和参与公立医院改制。"2014 年，国务院办公厅下发了《关于加快发展商业健康保险的若干意见》（国办发〔2014〕50 号），明确提出："扩大商业健康保险供给。丰富商业健康保险产品。大力发展与基本医疗保险有机衔接的商业健康保险。鼓励企业和个人通过参加商业保险及多种形式的补充保险解决基本医保之外的需求。鼓励商业保险机构积极开发与健康管理服务相关的健康保险产品，加强健康风险评估和干预，提供疾病预防、健康体检、健康咨询、健康维护、慢性病管理、养生保健等服务，降低健康风险，减少疾病损失。支持商业保险机构针对不同的市场设计不同的健康保险产品。根据多元化医疗服务需求，探索开发针对特需医疗、药品、医疗器械和检查检验服务的健康保险产品。开发药品不良反应保险。发展失能收入损失保险，补偿在职人员因疾病或意外伤害导致的收入损失。适应人口老龄化、家庭结构变化、慢性病治疗等需求，大力开展长期护理保险制度试点，加快发展多种形式的长期商业护理保险。开发中医药养生保健、治未病保险产品，满足社会对中医药服务多元化、多层次的需求。积极开发满足老年人保障需求的健康养老产品，实现医疗、护理、康复、养老等保障与服务的有机结合。鼓励开设残疾人康复、托养、照料和心智障碍者家庭财产信托等商业保险。"

2014 年 10 月，国务院办公厅发布了《关于加快发展商业健康保险的若干意见》（国办发〔2014〕50 号），明确提出："三、扩大商业健康保险供给。（一）丰富商业健康保险产品。大力发展与基本医疗保险有机衔接的商业健康保险。鼓励企业和个人通过参加商业保险及多种形式的补充保险解决基本医保之外的需求。鼓励商业保险机构积极开发与健康管理服务相关的健康保险产品，加强健康风险评估和干预，提供疾病预防、健康体检、健康咨询、健康维护、慢性病管理、养生保健等服务，降低健康风险，减少疾病损失。支持商业保险机构针对不同的市场设计不同的健康保险产品。根据多元化医疗服务需求，探索开发针对特需医疗、药品、医疗器械和检查检验服务的健康保险产品。开发药品不良反应保险。发展失能收入损失保险，补偿在职人员因疾病或意外伤害导致的收入损失。适应人口老龄化、家庭结构变化、慢性病治疗等需求，大力开展长期护理保险制度试点，加快发展多种形式的长期商业护理保险。开发中医药养生保健、治未病保险产品，满足社会对中医药服务多元化、多层次的需求。积极开发满足老年人保障需求的健康养老产品，实现医疗、护理、康复、养老等保障与服务的有机结合。鼓励开设残疾人康复、托养、照料和心智障碍者家庭财产信托等商业保险。（二）提高医疗执业保险覆盖面。（三）支持健康产业科技创新。四、推动完善医疗保障服务体系。（一）全面推进并规范商业保险机构承办城乡居民大病保险。（二）稳步推进商业保险机构参与各类医疗保险经办服务。（三）完善商业保险机构和医疗卫生机构合作机制。五、提升管理和服务水平。（一）加强管理制度建设。（二）切实提升专业服务能力。"

2015年，国务院办公厅下发了《全国医疗卫生服务体系规划纲要（2015—2020年）》（国办发〔2015〕14号），明确提出："加快发展城乡居民大病保险、商业健康保险，建立完善以基本医保为主体的多层次医疗保障体系。"2015年，财政部出台了《关于开展商业健康保险个人所得税政策试点工作的通知》（财税〔2015〕56号），明确提出："在北京、上海、天津、重庆四个直辖市全市和各省、自治区分别选择一个人口规模较大且具有较高综合管理能力的城市进行试点，对试点地区个人购买符合规定的商业健康保险产品的支出，允许在当年（月）计算应纳税所得额时予以税前扣除，扣除限额为 2400 元/年（200 元/月）。试点地区企事业单位统一组织并为员工购买符合规定的商业健康保险产品的支出，应分别计入员工个人工资薪金，视同个人购买，按上述限额予以扣除。2400 元/年（200 元/月）的限额扣除为个人所得税法规定减除费用标准之外的扣除。"

2015 年 8 月，为促进个人税收优惠型健康保险业务健康发展，保护被保险人的合法权益，中国保监会印发了《个人税收优惠型健康保险业务管理暂行办法》（保监发〔2015〕82 号），从经营要求、产品管理、业务管理、财务管理、信息系统管理、信息披露和监督管理等方面就如何推进个人税收优惠型健康保险进行了规范。

2016 年 1 月，为推动商业健康保险个人所得税政策试点工作顺利实施，中国保监会办公厅印发了《关于开展个人税收优惠型健康保险业务有关事项的通知》（保监厅发〔2016〕1 号），进一步规范和明确了开展个人税收优惠型健康保险业务的相关事项。

2016 年 10 月，中共中央、国务院印发了《健康中国 2030 规划纲要》，第十一章第三节明确提出："积极发展商业健康保险。落实税收等优惠政策，鼓励企业、个人参加商业健康保险及多种形式的补充保险。丰富健康保险产品，鼓励开发与健康管理服务相关的健康保险产品。促进商业保险公司与医疗、体检、护理等机构合作，发展健康管理组织等新型组织形式。到 2030 年，现代商业健康保险服务业进一步发展，商业健康保险赔付支出占卫生总费用比重显著提高。"

2016 年 12 月，国务院印发《"十三五"深化医药卫生体制改革规划》，明确提出："推动商业健康保险发展。积极发挥商业健康保险机构在精算技术、专业服务和风险管理等方面的优势，鼓励和支持其参与医保经办服务，形成多元经办、多方竞争的新格局。在确保基金安全和有效监管的前提下，以政府购买服务方式委托具有资质的商业保险机构等社会力量参与基本医保的经办服务，承办城乡居民大病保险。按照政府采购的有关规定，选择商业保险机构等社会力量参与医保经办。加快发展医疗责任保险、医疗意外保险，探索发展多种形式的医疗执业保险。丰富健康保险产品，大力发展消费型健康保险，促进发展各类健康保险，强化健康保险的保障属性。鼓励保险公司开发中医药养生保健等各类商业健康保险产品，提供与其相结合的中医药特色健康管理服务。制定和完善财政税收等相关优惠政策，支持商业健康保险加快发展。鼓励企业和居民通过参加商业健康保险，解决基本医保之外的健康需求。"

从政策的发布历程看，新医改全面启动初期，文件中提及商业健康保险的篇幅较少，仅宏观地提出鼓励商业保险机构发展健康保险产品以及鼓励企业、个人积极参与商业健康保险等内容，并未出台具体的推进措施。到2013年9月，国务院出台《关于促进健康服务业发展的若干意见》，开始将商业健康保险作为一项政策要求单独提出，该文件提出了丰富商业健康保险产品的具体措施，鼓励商业健康保险与基本医疗保险相衔接，利用商保公司承办居民大病保险，关于健康保险服务也提出了可行性的发展建议；2014年出台的文件是对2013年文件的进一步深化，其中鼓励发展医疗疾病保险、失能收入损失保险、商业性长期护理保险等多种针对不同市场需求所设计出的健康保险产品；2016年政府基于前几次政策文件关于健康服务业的发展意见，正式提出具体的推进措施，如落实税收优惠政策，促进商业保险公司与医疗、体检、护理等机构合作开发健康管理的新型组织形式，初步建立长期护理保险制度等，《"十三五"深化医药卫生体制改革规划》中更是第一次提出"大力发展消费型健康保险"，强化健康保险的保障属性。

从政策走向看，党和政府一系列政策文件的出台，明确了商业健康保险产品和服务创新的方向，并通过税收、用地等政策给予支持，大大激发了商业健康保险的发展潜力。在政策文件的鼓励引导和保险行业的奋发进取下，商业健康保险在"健康中国"建设中将发挥更大的作用。

二、商业健康保险取得的成效

（一）保费快速增加，在卫生筹资中的作用日益显现

经过近40年的发展，商业保险公司提供的产品和服务日益多样化、多层次和规范化，覆盖了疾病保险、医疗保险、收入保障保险和长期护理保险、医疗责任保险、医疗意外保险等。商业健康保险原保费收入增速较快，2017年，商业健康保险原保费收入达4389.46亿元，占卫生总费用的比例达8.35%；商业健康保险赔付金额逐年上升，从2012年的298.18亿元增加至1294.77亿元，占卫生总费用的比例从1.06%上升至2.46%（详见表7-1）。

157

表7-1 　　2000—2018年我国商业健康保险原保费
收入及其占卫生总费用比例

年份	卫生总费用（亿元）	商业健康保险保费（亿元）		占卫生总费用比例（%）	
		原保费收入	赔款和给付	原保费	赔款和给付
2000	4586.63	28.00	—	0.61	—
2001	5025.93	61.00	—	1.21	—
2002	5790.03	121.00	—	2.09	—

续表

年份	卫生总费用（亿元）	商业健康保险保费（亿元）		占卫生总费用比例（%）	
		原保费收入	赔款和给付	原保费	赔款和给付
2003	6584.10	242.00	—	3.68	—
2004	7590.29	257.00	—	3.39	—
2005	8659.91	307.00	—	3.55	—
2006	9843.34	377.00	—	3.83	—
2007	11573.97	384.00	—	3.32	—
2008	14535.40	585.50	—	4.03	—
2009	17541.92	573.90	—	3.27	—
2010	19980.39	677.40	—	3.39	—
2011	24345.91	691.70	—	2.84	—
2012	28119.00	862.76	298.18	3.07	1.06
2013	31868.95	1123.50	411.13	3.53	1.29
2014	35312.40	1587.18	571.16	4.49	1.62
2015	40974.64	2410.47	762.97	5.88	1.86
2016	46344.88	4042.50	1000.75	8.72	2.16
2017	52598.28	4389.46	1294.77	8.35	2.46
2018	57998.30	5448.13	1744.34	9.39	3.01

资料来源：卫生总费用数据来自 2001—2018 年《中国统计年鉴》以及 2018 年《中国卫生健康事业发展统计公报》，商业健康保险保费收入与赔付来自 2000—2018 年《保险统计数据报告》。

（二）扩展了基本医疗保险的保障能力，是非基本医疗保险待遇范围外费用保障的主要承担者

商业健康保险主要涉及疾病保险、医疗保险、护理保险、失能保险四大类险种。而与基本医疗保险相衔接的形式包括：部分地区委托商保经办或购买产品的职工医保大额医疗互助、承保企业补充医疗保险产品、提供税优健康险产品以及部分公司所提供与基本医疗保险衔接的各类保险产品等。少部分地区也试行使用医保个人账户购买商业健康保险。当前，商业保险公司正在提供的供个人购买的与基本医疗保险衔接的产品，突破了基本目录、封顶线的限制，并尝试与社保无缝衔接。截至 2016 年底，有100 多家保险公司开展了商业健康保险业务，开发了涵盖疾病险、医疗险、护理险和失能收入损失险四大类、超过 4000 个健康保险产品，为人民群众提供多样化、个性化的健康保障选择。①

（三）参与基本医疗保险、大病保险、工伤保险等业务经办，致力于解决社保经办机构因体制机制原因的经办能力不足问题

商业健康保险最初从经办新农合业务起步，逐渐扩展到承办大病保险；参与部分长期护理保险试点地区的经办业务；参与部分地区的基本医疗保险的部分非核心经办业务，如异地就医审核、智能监控、驻院代表队伍建设（负责政策宣传、改善就医体验、核实就医行为等）参与工伤保险的工伤调查。特别是商业保险参与长期护理保险试点，形成了政府主导、社会化经办的格局，为实现管办分开探索了新的路径。

（四）探索参与医改和扶贫的新途径

如商业健康保险与家庭医生签约服务相结合，探索健康守门人制度，推动医疗保险向健康保险转变。探索个人账户与商业健康保险相结合的路径，为医保个人账户的改革提供新的选择。开发和应用医保智能监控系统；推动医疗责任保险，引入第三方调

159

---

① 中国医学科学院《中国医改发展报告》编写委员会．《中国医改发展报告2016》［M］．北京：中国协和医科大学出版社，2017。

解机制预防、处置和化解医疗纠纷；积极参与投资医疗机构和公立医院改革，推进社会办医；开发贫困人口补充医疗保险，解决贫困人口因病致贫问题；参与投资、参股医疗机构和公立医院改革；整合产业资源，保险对接医养、提供一站式健康管理服务，搭建大健康生态服务体系。

三、商业健康保险面临的主要问题

尽管商业健康保险高速发展，但总体而言并不充分，在多层次医疗保障制度中发挥作用有限，费用支出占整个卫生总费用的比重仍较低。同时，社商合作机制也还有待完善，部分业务甚至出现大面积亏损。

一是商业保险公司自身的专业性仍有待进一步加强。我国商业健康保险起步晚，基础薄弱，发展水平较低，主要表现在：第一，基础数据缺乏。产品开发和经营管理都需要基础精算数据。目前，行业还没有权威的疾病发生率表，产品设计、准备金提取等工作缺乏科学有效性，没有形成核心竞争力。第二，信息系统薄弱。目前，各公司的健康险信息系统仍相对独立，项目设置不够精细，系统的标准化建设亟待加强。第三，专业人才缺乏。健康保险专业技术性强，需要风险管理、医疗卫生、精算等各方面的专业人才，目前专业人才较为短缺。[①] 在委托经办领域，部分商保经办队伍的专业化程度甚至不及社保自有队伍。商业保险公司以专业化管理优势为由参与基本医疗保险经办，但在实践中，商保机构的专业化水平、管理效率优势并未得到充分显现。商业保险公司定位不清，商业保险公司并非依靠更高效率、更好服务

---

① 李航、孙东雅、张蕾，等. 我国商业健康保险发展研究［J］. 中国医疗保险杂志，2014（9）：22－24。

的市场优选策略获取市场，而是依托政府干预、强制指定经办的方式。商业保险产品错综复杂、条款多样，民众难以选择，并不适应市场实际需求，缺乏与基本医保无缝衔接的产品。商业保险公司专业化优势尚未充分体现。①

二是民众的健康保险素养有待提升。《2017中国商业健康险发展指数报告》显示：我国居民的保险素养偏低，对保险认知还不够充分，还没有认识到健康保险其实是促进健康的一个有力工具。广大居民，特别是农村居民和低收入的居民，基本医保缴费尚且困难，更难负担商业健康保险。②

三是医药卫生体制改革尚未到位，也影响了健康保险作用的发挥。特别是公立、垄断的医疗服务体系，导致商保公司无力影响医疗服务行为和控制医疗费用。即便许多商业保险公司自有医院，但也难以撼动当前公立医院主导的情况。同时，医疗费用的无序和快速增长，加之缺乏有效的控费机制，成为商业保险公司面临的重要挑战。③④

四是大病保险委托经办有待改革。尽管商业保险公司经办大病保险有效缓解了基本医保经办人员和投入不足的问题，但所有专家都认为这一方式有待完善。因为，商保经办大病保险并非市场竞争优选的结果，而是行政命令强制交由商保经办的结果。但在实践中，商保公司并未体现专业化优势，也未完全满足社保需要。这一方面使商业保险公司在此类业务中大量亏损，2017年经办此类业务64%的地区、70%的公司都出现了

---

①②④　宋占军，胡祁. 我国商业健康保险发展现状及展望［J］. 中国医疗保险杂志，2017（4）：62－65。

③　李航，孙东雅，张蕾，等. 我国商业健康保险发展研究［J］. 中国医疗保险杂志，2014（9）：22－24。

亏损，亏损总额达 15.1 亿元。另一方面，社保经办机构认为委托经办并未减少自己事务负担，反而将原本单个信息模块就可以简单解决的事务，转变为需双方大量沟通协作并支付高额管理费用、投入大量协调成本的委托业务，并不划算。还有专家提出，经办能力不足源自社保经办机构的体制和机制设置，委托商保经办仅能缓解、不能解决这一问题，建议改革医保经办管理体系。①②

五是商保与社保的协作机制有待进一步完善。基本医疗保障制度与商业健康保险产品、商保机构和社保经办机构间的边界和定位不清，各自发展空间不明确，加之各自宣传各自优势，双方更多视对方为竞争性替代者和对手，而非合作者。共同建设多层次医疗保障体系的共建、共治、共享机制并不完善，特别是信息互联、数据互通、合作互信方面仍缺乏可行办法和实际措施。基本医疗保险引入商保等社会化服务的机制有待完善，社保经办机构在商保与社保合作中的角色和作用并不清晰；政府政策调整时并未给出商业保险公司空间，商保缺乏稳定发展预期导致政策性亏损，特别是大病保险。③④

第二节　医疗救助制度的发展现状

医疗救助是国家和其他社会主体为了满足公民最基本医疗服务需求所采取的各项措施，它是医疗保障体系的第一块基石，是

①③　荆涛，杨舒．商业健康保险在多层次医疗保障体系中的地位与发展现状[J]．中国医疗保险杂志，2016（6）：18-22．

②④　宋占军，胡祁．我国商业健康保险发展现状及展望[J]．中国医疗保险杂志，2017（4）：62-65．

维护社会底线公平的制度安排，并具体体现着政府的公共责任和社会的道德良心，也是医疗保障"最后的安全网"。①

在我国，城乡医疗救助作为新型社会救助体系的重要组成部分，其发展壮大的过程一直是城市医疗救助和农村医疗救助分支前行、逐渐融合的过程。②

我国农村医疗救助制度紧随着农村医疗制度的变迁而变化。2002 年，全国农村卫生工作会议召开，随后，出台了《中共中央国务院关于进一步加强农村卫生工作的决定》（中发〔2002〕13 号），明确提出："建立和完善农村合作医疗制度和医疗救助制度""对农村贫困家庭实施医疗救助，医疗救助对象主要是农村五保户和贫困农民家庭""医疗救助资金通过政府投入和社会各界自愿捐助等多渠道筹集。政府对农村合作医疗和医疗救助给予支持。"

2003 年，民政部、卫生部、财政部三部门联合下发《关于实施农村医疗救助的意见》（民发〔2003〕158 号），提出了建立农村医疗救助制度的具体实施意见，初步设计了基本制度框架，这在中华人民共和国历史上是第一个专门为解决 9 亿农民医疗救助问题而出台的行政规章。文件明确提出："各地要建立医疗救助基金，基金主要通过各级财政拨款和社会各界自愿捐助等多渠道筹集。地方各级财政每年年初根据实际需要和财力情况安排医疗救助资金，列入当年财政预算。中央财政通过专项转移支付对中西部贫困地区农民贫困家庭医疗救助给予适当支持。社会捐赠及其他资金。中央具体补助金额由财政

163

---

① 兰剑，慈勤英. 中国社会救助政策的演进、突出问题及其反贫困突破路向 [J]. 云南社会科学，2018（4）：32 - 38。

② 周晴. 城乡医疗救助发展现状及对策研究 [J]. 法制与社会，2011（11）：176 - 177。

部、民政部根据各地医疗救助人数和财政状况以及工作成效等因素确定。医疗救助资金纳入社会保障基金财政专户。各级财政、民政部门对医疗救助资金实行专项管理，专款专用。"2013年底，民政部再次下发文件，明确提出到2005年底，要在全国建立起较为完善的农村医疗救助制度。2004年初，财政部、民政部又下发了《农村医疗救助基金管理暂行办法》，从筹资来源、使用范围、管理方式、核拨支付、监督审计等多个方面规范了农村医疗救助基金的具体运作。可以说，这两个行政规章和文件，就标志着我国农村医疗救助制度进入了实质性的实施阶段。

城市医疗救助也与城市医疗保障制度的演变密切相关，但城市医疗救助的发展跳跃性更加明显，相比农村医疗救助，其发展速度也较快。[①] 2005年，国务院办公厅转发了民政部等部门《关于建立城市医疗救助制度试点工作意见》的通知（国办发〔2005〕10号），明确提出："建立城市医疗救助基金。通过财政预算拨款、专项彩票公益金、社会捐助等渠道建立基金。地方财政每年安排城市医疗救助资金并列入同级财政预算，中央和省级财政对困难地区给予适当补助。城市医疗救助基金纳入社会保障基金财政专户，专项管理、专款专用，不得提取管理费或列支其他任何费用。"

至此，在中华人民共和国历史上医疗救助制度第一次从国家层面实现了单独建制，并明确了政府的筹资责任，界定了救助对象，建立了管理机构，确定了发展目标，医疗救助制度被纳入社会发展规划中，成为我国医疗保障体系的重要组成

---

① 周晴. 城乡医疗救助发展现状及对策研究［J］. 法制与社会，2011（11）：176 - 177。

部分。

2009 年，民政部、卫生部、财政部、人力资源和社会保障部出台《关于进一步完善城乡医疗救助制度的意见》（民发〔2009〕81 号），将医疗救助纳入医疗保障制度体系。文件明确要求："加强医疗救助和城镇职工基本医疗保险、城镇居民基本医疗保险、新型农村合作医疗在经办管理方面的衔接。""多渠道筹集资金。要强化地方政府责任，地方各级财政特别是省级财政要切实调整财政支出结构，增加投入，进一步扩大医疗救助基金规模。中央财政安排专项资金，对困难地区开展城乡医疗救助给予补助。各地要动员和发动社会力量，通过慈善和社会捐助等，多渠道筹集资金。"

2017 年，民政部出台《关于进一步加强医疗救助与城乡居民大病保险有效衔接的通知》（民发〔2017〕12 号），要求加强医疗救助保障对象和基本医疗保险保障对象的衔接，加强支付政策的衔接，加强经办服务衔接和监督管理的衔接。

经过 15 年左右的发展，我国的医疗救助经历了从小变大、从弱变强、从点到面的发展过程，医疗救助体系框架基本成型，救助力度逐渐加大。资助参加基本医疗保险人数从 2009 年的 5155.0 万人增加至 2017 年的 5621.0 万人，资助参加基本医疗保险的支出从 15.8 亿元增加至 74.0 亿元，人均补助水平从 30.6 元上升至 131.6 元。实施门诊和住院救助的人次从 2009 年的 1140.4 万人次增加至 2017 年的 3517.1 万人次；用于门诊和住院救助的支出从 80.8 亿元增加至 266.1 亿元；2014—2017 年，救助对象住院次均补助水平分别为 1628.0、1522.4、1709.1、1498.4 元，门诊次均补助水平分别为 186.0、177.1、190.0、153.2 元（详见表 7-2）。

表 7－2   **2009—2017 年我国医疗救助情况**

年份	资助参加基本医疗保险			门诊与住院救助				
	资助人数（万人）	支出（亿元）	人均补助水平（元）	住院救助人次（万人次）	门诊救助人次（万人次）	支出（亿元）	住院次均补助水平（元）	门诊次均补助水平（元）
2009	5155.0	15.8	30.6	1140.4		80.8	—	—
2010	6076.6	21.6	35.5	1479.3		104.2	—	—
2011	6375.1	32.5	51.0	2144.0		146.9	—	—
2012	5877.5	37.5	63.8	2173.7		166.3	—	—
2013	6358.8	44.4	69.8	2126.4		180.5	—	—
2014	6723.7	48.4	72.0	1106.6	1288.7	252.6	1628.0	186.0
2015	6634.7	61.7	93.0	1307.9	1581.2	236.8	1522.4	177.1
2016	5560.4	63.4	113.9	2696.1		232.7	1709.1	190.0
2017	5621.0	74.0	131.6	3517.1		266.1	1498.4	153.2

资料来源：2009—2017 年《民政事业发展统计公报》和《社会服务发展统计公报》。

第三节　补充医疗保险的发展现状

我国的补充医疗保险发展伴随着职工医疗保险制度的改革同步进行。1998 年，国务院出台的《关于建立城镇职工基本医疗保险制度的决定》（国发〔1998〕44 号），明确提出："在基本医疗保险的基础上建立多层次的医疗保险形式，主要包括职工大额医疗费用补助、公务员医疗补助和其他补充医疗保险。"2000年，国务院办公厅转发劳动保障部、财政部《关于实行国家公务员医疗补助意见》的通知（国办发〔2000〕37 号），明确规定：公务员医疗救助覆盖对象主要包括符合《国家公务员暂行条例》和《国家公务员制度实施方案》规定的国家行政机关工作人员和退休人员；经原人事部或省、自治区、直辖市人民政府批准列入参照国家公务员制度管理的事业单位的工作人员和退休人员；经中共中央组织部或省、自治区、直辖市党委批准列入参照国家公务员制度管理的党群机关，人大、政协机关，各民主党派和工商联机关以及列入参照国家公务员制度管理的其他单位机关工作人员和退休人员；审判机关、检察机关的工作人员和退休人员。

随后，我国的补充医疗保险发展速度逐渐加快，覆盖人数逐年增加，基金收入、支出和累计结余均逐年增加。2011—2016年，补充医疗保险覆盖人数从 2011 年的 21820 万人增加至 2016年的 29022 万人，年均增速为 5.87%；基金收入从 380 亿元增加至 846 亿元，年均增速达 17.36%；基金支出从 286 亿元增加至639 亿元，年均增速达 17.44%；累计结余从 487 亿元增加至1340 亿元，年均增速高达 22.44%（详见表 7-3）。

表 7-3　　2011—2016 年我国补充医疗保险发展情况

年份	参保人员（万人）	基金收入（亿元）	基金支出（亿元）	累计结余（亿元）
2011	21820	380	286	487
2012	22957	413	298	570
2013	24186	536	398	750
2014	26560	650	477	924
2015	29015	720	557	1090
2016	29022	846	639	1340
年均增速（%）	5.87	17.36	17.44	22.44

资料来源：《中国社会保险发展年度报告 2016》。

2016 年，补充医疗保险覆盖人数中，职工大额医疗费用救助、公务员补助和其他补充医疗保险参保人数分别为 22506 万人、2113 万人、4403 万人，占职工补充医疗保险参保总人数的比例分别为 77.5% 、7.3% 、15.2% 。[①]

第四节 慈善和社会救助的发展现状与问题

一、慈善和社会救助的发展现状

中国的公益慈善的发展历史虽然不足 30 年，但纵观这 30 年中国公益慈善的发展，其已取得丰硕的成果。相比于西方百年公益慈善的积淀，中国凸显出一种爱心活力的社会公益慈善，并用独特的方式呈现出中国社会公益慈善的厚积薄发。[②]

中华人民共和国成立后，政府包揽了全体社会成员最大限度的就业、基本福利、全国的灾害救助等，使得国家力量全面取代公益慈善组织。这种现象一直到改革开放之后才得以改变。

虽然在改革开放之后公益慈善机构开始在我国出现，但当代中国人接受"公益慈善"却经历了一个漫长的过程。

1978 年开始，在经济体制从"计划"走向"市场"的过程中，社会开始出现自由支配的资源和自由活动空间，公益慈善事业的空间也逐渐开朗，慈善组织在政府有意识的培育下实现了历史性回归。从 1980 年开始，陆续出现了一系列慈善组织。1981

---

① 人力资源和社会保障部社会保险事业管理中心．中国社会保险发展年度报告 2016 [M]．北京：中国劳动社会保障出版社，2017。

② 中国公益慈善的发展历程 [EB/OL]．（2014－06－27）http：//www. rice-donate. com/news_78. html。

年 7 月，中国首个现代意义的公益慈善团体——中国儿童少年基金会成立，这也意味着中国公益慈善事业走上现代化之路，表明公益慈善步入一个崭新时代。1994 年，刚从民政部部长职位上退休的崔乃夫和时任民政部副部长的阎明复商定在中国成立了第一个综合性的慈善机构——中华慈善总会，之后具备公益性质的慈善机构遍地开花。①

1999 年 3 月，中华慈善总会组织承办"微笑列车"项目，这是我国慈善组织在医疗卫生领域较早开展的公益救助项目。②该项目通过与各省慈善会密切合作，不断完善项目管理方式，广泛开展项目宣传活动，为贫困患者补贴交通食宿费用，为部分合作医院补贴手术款等，救治地域不断扩大，救治人员不断增多。2007 年起，"微笑列车"项目迈向了一个新的发展阶段。国家卫生部和中华口腔医学会接受美国微笑列车基金会的邀请，成为正式的项目合作伙伴，使"微笑列车"项目既有来自政府的行政支持，又有来自专业学会的技术指导，还有来自全国慈善会的倾力合作，成为一个集政府机构、医疗单位、慈善团体多部门大协作的最具规模的全国性慈善项目，该项目为我国慈善组织在医疗卫生领域开展救助项目做出了有益探索。③

除了中华慈善总会外，其他的公益组织如中国红十字基金会等也积极参与医疗卫生领域的慈善救助工作。④⑤ 随着我国社会经济活力的不断增强，慈善组织迅速增加。在我国现有的法律体系框架下，慈善组织主要包括基金会、社会团体（红十字会、

①④ 医疗救助 . https：//new. crcf. org. cn/html/programs. html? pro = yljz。

②③ 微笑列车唇腭裂修复慈善项目 . http：//www. chinacharityfederation. org/ProjectShow/29/11. html#。

⑤ 健康干预 . https：//new. crcf. org. cn/html/programs. html? pro = jkgy。

各级慈善会等）和民办非企业单位（福利院、各类互助中心等）；其中，基金会因其成熟的筹资体系和组织架构已成为慈善医疗救助的中坚力量。

我国各类慈善组织数量快速增长，越来越多的慈善组织开始参与医疗救助活动。截至 2019 年 4 月，在我国慈善信息平台登记的慈善组织中，医疗服务领域占 7.35%，仅次于人类服务、教育服务和扶贫发展领域，排名第 4；在开展的所有慈善救助项目中，医疗类项目有 537 个，占 7.35%。① 社会捐赠总额中，流向医疗领域的比例增速较快，从 2010 年的 6.86% 上升至 2013 年的顶峰（40%），随后略有下降，2016 年为 26.05%（详见表 7 - 4）。

表 7 - 4　　2010—2017 年我国社会组织和慈善事业发展情况

年份	社会团体（万个）	基金会（个）	民办非企业单位（万个）	社会捐赠总额（亿元）	流向医疗领域比例（%）
2010	24.5	2200	19.8	1032	6.86
2011	25.5	2614	20.4	845	8.90
2012	27.1	3029	22.5	817.33	—
2013	28.9	3549	25.5	989.42	40.0
2014	31.0	4117	29.2	1042.26	37.1
2015	32.9	4784	32.9	1108.57	—
2016	33.6	5559	36.1	1392.94	26.05
2017	35.5	6307	40.0	1499.86	—

资料来源：2017 年《社会服务发展统计公报》和 2010—2017 年《中国慈善捐赠报告》。

---

① http://ca.charity.gov.cn/govwww/orgList/0001.html。

二、我国慈善组织参与医疗救助的困境

（一）救助的角色和责任不明确

慈善医疗救助通过整合民间救助力量，用于弥补政府医疗救助覆盖面和救助水平的不足。[1][2] 但在我国，政府是慈善事业的主要发起者和组织者；由于政府长期主导，以及对慈善组织参与医疗救助的过多干预，导致慈善事业官办色彩浓厚。[3] 当前，慈善救助与政府救助之间的关系不明、责任不清，救助项目难以取长补短，无法形成整体性效应；很多处在救助标准边缘的人群可能因突发疾病既得不到政府救助，又不符合慈善组织救助标准，大大降低了医疗救助的效率和效果。许多民众更是将慈善医疗救助与政府救助混为一谈，使医疗救助资源无法有效互补，慈善组织的优势难以充分发挥，一定程度上影响了慈善医疗救助的效率和可及性。[4]

（二）救助内容较为片面

国外成熟的医疗救助制度不仅关注费用和物质，还关注心理健康干预和社会支持等，最大限度地减少疾病引起的心理和社会问题，从多个层面为救助对象提供更全面的医疗救助服务[5]。目前，国内慈善医疗救助项目大部分采用直接费用补助和物质救助的方式，可以在短时间内有效减轻贫困群体的负担，但由于救助

---

①④　赵国强，孙晓杰，邵雨辰．我国慈善组织参与医疗救助的现状及困境分析 [J]．卫生经济研究，2019，36（2）：16－19。

②　刘景．试论慈善事业在社会保障体系中的作用 [J]．社会工作，2007（6）：25－27。

③　刘莎．我国慈善医疗救助事业发展探究 [J]．中国初级卫生保健，2018（8）：6－8。

⑤　陈成文，陈建平．社会组织与贫困治理：国外的典型模式及其政策启示 [J]．山东社会科学，2018（3）：58－66。

对象年龄、病种、需求的不同，直接费用或物质救助已不能满足贫困人群的多样化需求。同时，由于大多数慈善组织资源有限，救助项目较为有限，费用救助方面也尚未形成连续投入和可持续的救助机制，后期跟踪和再次帮助严重不足。[①]

（三）慈善组织之间合作与信息共享机制不完善

在我国慈善组织开展的各类医疗救助项目中，救助范围、时间、目标人群和救助模式各不相同，大多数项目的供给与需求之间存在较大差距，慈善组织之间很少或者没有相互合作和信息共享的机制，出现了个别地区或病种救助项目扎堆、大部分地区救助资源不足等无序现象。例如，对妇女两癌（乳腺癌和宫颈癌）的救治资源充足甚至过多，而其他癌种的救助力度则明显不足。[②] 在这种情况下，有限的慈善资源得不到高效利用，导致救助资源浪费、救助效果低下。

（四）慈善组织自身公信力不足

我国慈善组织起步较晚，目前大多数组织的管理和运作体系尚不成熟。组织运作不规范、财务信息不透明、运行费用占比过高和近年来曝光的慈善组织内部丑闻等问题，导致慈善组织缺乏社会公信力。《中国慈善透明报告（2016）》显示，只有25%的慈善组织具有较高的透明度，54%的受访者对慈善组织的信息披露表示担忧，近70%的受访者对慈善组织的运作体系表示不满。这些问题使得社会对慈善组织认可度不高，严重制约了慈善组织的社会筹资能力和志愿者参与积极性，也间接影响了医疗救助活

---

① 赵国强，孙晓杰，邵雨辰.我国慈善组织参与医疗救助的现状及困境分析[J].卫生经济研究，2019，36（2）：16-19。

② 李婷婷，顾雪非，周晓爽，等.慈善医疗救助与政府医疗救助的衔接模式效果分析——以神华爱心行动为例［J］.卫生经济研究，2014（9）：13-16。

动的开展。[①]

（五）慈善组织筹资能力低

尽管当前我国慈善组织的筹资额度大幅度增加，救助能力不断增强，但筹资能力仍处于较低水平，与欧美发达国家相比还有很大差距。美国官方统计数据显示，2016 年，美国捐赠总额占 GDP 的比重为 2.1%，英国为 0.52%，而我国仅为 0.19%。另外，我国慈善救助资金主要来自于企业（占比达到 65.2%），而美国慈善捐赠主要来自民众。[②] 可见，我国公民慈善意识较为薄弱，社会捐赠的参与积极性有待提高。

[①]　赵国强，孙晓杰，邵雨辰. 我国慈善组织参与医疗救助的现状及困境分析 [J]. 卫生经济研究，2019，36（2）：16－19。

[②]　陈成文，陈建平. 社会组织与贫困治理：国外的典型模式及其政策启示 [J]. 山东社会科学，2018（3）：58－66。

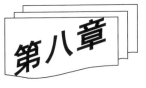

我国健康保障制度筹资的主要问题与对策

第一节　我国健康保障制度筹资面临的主要挑战与问题

174

一、基本医疗保险筹资面临严峻挑战

（一）全面建成小康社会和实现全民健康覆盖对基本医保筹资提出更高期望

党的十九大报告提出："中国特色社会主义进入新时代，我国社会主要矛盾已经转化为人民日益增长的美好生活需要和不平衡不充分的发展之间的矛盾。"到2020年全面建成小康社会，是我们党向人民、向历史作出的庄严承诺。习近平总书记在十九大报告中明确指出："坚持在发展中保障和改善民生。增进民生福

祉是发展的根本目的。"①基本医疗保障制度是民生事业的重要组成部分，筹资机制是医疗保障制度的起点和基础。要全面建成小康社会，实现人民对美好生活的向往，必须对我国基本医保筹资机制建设提出更高期望。

2016年联合国在发布的可持续发展目标（SDGs）中，针对目标3"确保健康的生活方式，促进各年龄段人群的福祉"，明确提出："到2030年各成员国要实现全民健康覆盖（UHC）"②，完善的医保制度是实现UHC目标的重要基础，实现UHC目标对我国基本医保筹资提出了更高期望。

（二）人口老龄化、疾病谱变化和医疗费用快速上涨对我国基本医保筹资提出更高要求

我国自1999年进入老龄化社会，随后，老龄化进程逐渐加快。2018年，65岁及以上老年人口数达16658万人，65岁及以上老年人所占比例从2000年的7.0%上升至2017年的11.9%。③

随着人口老龄化进程的加快，我国居民疾病谱也发生明显变化。慢性非传染性疾病（NCDs）已经成为影响我国城乡居民健康的主要问题。NCDs患病率、死亡率呈现持续、快速增长趋势。目前，确诊的慢性病患者已超过2.6亿人，因慢性病死亡占我国居民总死亡的构成已上升至85%④；我国已经进入慢性病的高负担期，患病人数多、医疗成本高、患病时间长、服务需求

---

① 习近平在中国共产党第十九次全国代表大会上的报告 [EB/OL]．（2017 - 10 - 28）http：//cpc. people. com. cn/n1/2017/1028/c64094 - 29613660. html。

② 目标3：确保健康的生活方式，促进各年龄段人群的福祉 [EB/OL]．（2016 - 10 - 12）https：//www. un. org/sustainabledevelopment/zh/health/。

③ 2018年国民经济和社会发展统计公报 [EB/OL]．（2019 - 02 - 28）http：// www. stats. gov. cn/tjsj/zxfb/201902/t20190228_1651265. html。

④ The World Bank. Toward a Healthy and Harmonious Life in China：Stemming the Rising Tide of Non - Communicable Diseases [R]．2011．

大，在疾病负担中所占比重达到了 70%。①

慢性病患病率急剧上升，10 年间几乎翻了一番，从 2003 年的 123.3‰ 上升至 245.2‰。② 高血压的患病率从 1959 年的 5.1% 上升至 2012 年的 25.2%，糖尿病的患病率从 1980 年的 0.67% 上升至 2010 年的 11.6%（18 周岁及以上人群）。③

人口老龄化、疾病谱变化和医疗技术等多重因素叠加，导致我国医药费用上涨速度较快。最近 5 年，卫生总费用和医疗卫生机构医疗收入的年均增长率分别为 13.52%、12.17%，均高于 GDP 的年均增长率（详见表 8-1）。医药费用快速上涨的现实和减轻群众就医负担的政策目标，对医保筹资提出了更高要求。

表 8-1　　2013—2017 年我国 GDP、卫生总费用和医疗卫生机构医疗收入增速比较

年份	GDP（亿元）	卫生总费用（亿元）	医疗卫生机构医疗收入（亿元）
2013	595244.4	31668.95	18227.96
2014	643974.0	35312.40	20940.32
2015	689052.1	40974.64	23070.65
2016	743585.5	46344.88	25912.23
2017	827121.7	52598.28	28853.36
年均增长率（%）	8.57	13.52	12.17

资料来源：2014—2018 年《中国卫生计生统计年鉴》表中的医疗卫生机构仅包括医院和基层医疗卫生机构，不包括公共卫生机构和其他医疗卫生机构。所有数据均为当年名义值。

①　卫生部发布会介绍我国慢性病防治工作进展情况等，[EB/OL].（2012-07-09）. http://www.gov.cn/xwfb/2012-07/09/content_2179335.htm。

②　国家卫生计生委统计信息中心. 第五次国家卫生服务调查分析报告 [M]. 北京：中国协和医科大学出版社，2014。

③　YU X, LIMIN W, JIANG H, etc. Prevalence and Control of Diabetes in Chinese Adults. JAMA, 2013, 9。

（三）经济新常态和实体企业降成本目标挤压了基本医保筹资的调整空间

中国经济增速逐步放缓，经济增长正从"高速"增长向"高质量"增长转变。我国 GDP 从 1978 年的 3678.7 亿元增加至 2017 年的 827121.7 亿元。GDP 增速有所波动，增速最快的为 1984 年，达 15.2%，增速最低的为 1990 年，为 3.9%；1992—2011 年，GDP 年增长速度持续保持在 8% 以上；2012 年以来，GDP 增速放缓，持续维持在 6%—8% 之间，2017 年为 6.9%[①]；中国经济发展模式正从高速增长向高质量增长转变。

财政收入增速明显放缓。一般公共预算收入从 1978 年的 1132.26 亿元增加至 2017 年的 172592.77 亿元；1992—2013 年，一般公共预算收入增速较快，年增速持续保持在 10% 以上，2014 年以来，一般公共预算收入增速明显放缓，2016 年增速仅为 4.5%，为新世纪以来的最低增速，2017 年为 7.4%[②]（详见图 8-1）。

2016 年 8 月，为了应对当前经济下行压力、增强经济可持续发展，国务院下发了《降低实体经济企业成本工作方案》（国发〔2016〕48 号），明确提出，人工成本上涨要得到合理控制。工资水平保持合理增长，企业"五险一金"缴费占工资总额的比例合理降低。

经济新常态和实体企业降成本的政策导向挤压了基本医疗保险筹资政策调整的空间。

---

① 国家统计局. 2018 中国统计年鉴 [Z]. 北京：中国统计出版社，2018。

② THE WORLD BANK. Toward a Healthy and Harmonious Life in China：Stemming the Rising Tide of Non‑Communicable Diseases [R]. 2011。

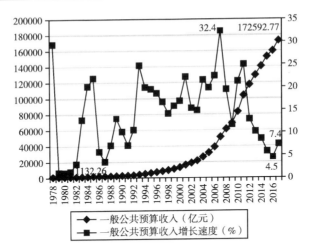

图 8 - 1 1978—2017 年我国一般公共预算收入及其年增长速度

资料来源：根据《2018 年中国统计年鉴》数据整理。

（四）基本医保与补充医保边界不清晰，加重了基本医疗保险的筹资压力

基本医疗保险的保障范围界定不清，基本医疗保险与补充医疗保险的边界不清晰，补充保险发展滞后，国人的保险素养较低，缺乏参加商业健康保险的意识，商业健康保险赔付率较低，市场培育不足；加大了居民对基本医疗保险的依赖度，加重了基本医疗保险的筹资压力。

二、我国基本医保筹资面临的主要问题

（一）强制参保未得以坚持，基本医保的社会保险属性体现不足

强制参保是社会保险的重要属性。职工医保属于典型的社会医疗保险，但目前强制参保执行不到位，仍有部分在职职工（主要为小微企业职工）未被职工医保覆盖，与城镇就业人数和职工养老保险覆盖人数相比，仍有较大的差距。

城乡居民医保是我国基本医疗保险制度的重要组成部分，目前仍然坚持自愿参保，与社会医疗保险的基本属性不相适应，增加了筹资成本，影响了我国基本医疗保险制度的进一步完善。

（二）医保缴费责任划分不够合理，个人承担责任偏低

职工医保改革启动始于我国从计划经济向市场经济转型初期，当时更加强调医保的福利性，个人缴费责任相对较轻，但随着我国市场经济体制逐步建立，职工医保筹资责任划分没有逐步优化，企业筹资责任反而进一步加重。部分地区在调整职工医保筹资比例时，均提高了单位的缴费比例，个人缴费比例维持不变，导致个人和单位的缴费责任更加不平衡，单位承担了更多的缴费责任。

居民医保筹资，个人缴费比例偏低。新农合个人缴费占筹资总额的比例从 2005 年的 38.13% 下降到 2015 年的 19.25%，居民医保个人缴费占筹资总额的比例从 2008 年的 45% 下降到 2017 年的 28.07%。居民医保政府补助部分，中央财政承担的责任有所提升。

（三）筹资增长机制不健全，城乡居民医保筹资标准偏低

职工医保缴费基数不明确，部分地区以基本工资而不是收入为缴费基数，导致职工医保名义费率较高；部分地区对部分小微企业甚至采取打包方式确定职工医保缴费总额，淡化了缴费基数。

稳定的城乡居民医保筹资增长机制尚未建立，年度筹资标准确定滞后（当年三月份"两会"之后才确定），筹资增长存在不确定性，影响了居民医保待遇的调整，增加了居民医保基金预算管理的执行难度。

城乡居民医保筹资标准偏低，人均筹资水平占当年全国居民

人均可支配收入的比例不足 2.5%，个人缴费占当年全国居民人均可支配收入的比例不足 1%，2017 年为 0.7%（详见表 8 - 2）。

表 8 - 2　　　2013—2017 年城乡居民医保人均筹资标准比较

年份	居民医保人均筹资水平（元）	全国居民人均可支配收入（元）	人均筹资占当年全国居民人均可支配收入的比例（%）	个人缴费占当年全国居民人均可支配收入的比例（%）
2013	360	18310.8	1.97	0.43
2014	409	20167.1	2.03	0.42
2015	515	21966.2	2.34	0.51
2016	590	23821.0	2.48	0.60
2017	647	25974	2.49	0.70

资料来源：根据 2014—2018 年《中国统计年鉴》数据整理而得。

（四）职工医保个人账户配置不合理，老年人筹资公平性有待改善

一是个人账户基金本质上属于个人用于支付医疗消费的储蓄，缺乏互助共济功能；二是个人配置比例较高，影响了统筹基金的平衡；三是大多数地区个人账户与个人缴费基数挂钩，收入越高者，单位缴费划入个人账户的金额越高，进一步强化了收入分配差距，弱化了基本医疗保险制度的社会再分配功能；四是单位缴费划入个人账户，增加了单位缴费负担。

职工医保覆盖的退休人员个人不缴纳保费，单位缴费还划入个人账户，而居民医保覆盖的老年人需要个人缴纳保费，这样的制度设计，不仅与人口老龄化加剧的趋势不相适应，而且进一步拉大了职工医保和居民医保覆盖的老年人之间的福利差距，不利于改善老年人的医保筹资公平性。

（五）基本医保基金沉淀量较大，基金管理与医疗保险制度不相适应

从国际经验看，社会医疗保险一般实行现收现付、当年平衡原则，但我国的基本医疗保险基金管理基本未采取"现收现付、当年平衡"原则。我国职工医保和城乡居民医保统筹基金管理采取的是"纵向积累、精算平衡"原则，但没有明确精算平衡的周期，目前实际运行的情况是累计结余逐年增加，基金沉淀量较大，既影响了基金的使用效率，又增加了单位和财政的缴费负担。

职工医保、居民医保基金累计结余逐年增加，2017年分别为15851亿元、3534.60亿元。居民医保基金累计结余占当年筹资总额的比例也一直超过50%，2017年为62.52%。职工医保基金沉淀过多，2009—2012年、2017年基金累计结余占当年筹资总额的比例均超过100%，2017年为129.10%（详见表8-3）。2017年职工医保统筹基金和个人账户累计结余分别为9699亿元、6152亿元，占当年统筹基金和个人账户总额的比例分别为126.90%、132.73%。

表8-3　　2009—2017年我国基本医保基金结余情况

年份	当年结余（亿元）			累计结余（亿元）			累计结余占当年筹资的比例（%）		
	职工医保	居民医保	新农合	职工医保	居民医保	新农合	职工医保	居民医保	新农合
2009	790.20	84.29	21.43	4055.23	220.71	301.08	118.56	87.73	31.88
2010	683.84	86.99	120.49	4741.16	305.96	399.24	119.87	86.54	30.52
2011	926.73	181.07	337.37	5683.16	496.83	736.61	114.93	83.62	35.98
2012	1193.43	201.63	76.71	6884.25	760.26	813.33	113.57	86.71	32.73
2013	1232.00	216.00	64.30	4806.00	—	877.63	68.05	—	29.53

续表

年份	当年结余（亿元）			累计结余（亿元）			累计结余占当年筹资的比例（%）		
	职工医保	居民医保	新农合	职工医保	居民医保	新农合	职工医保	居民医保	新农合
2014	1341.00	212.00	134.88	5537.00	1195.10	1012.51	68.89	72.47	33.47
2015	1552.00	328.00	353.21	6568.00	—	—	72.30	—	—
2016	1987.00	331.00	174.51	7772.00	1992.50	—	75.65	70.88	—
2017	2811.00	698.50	—	15851.00	3534.60	—	129.10	62.52	—

资料来源：2010—2013 年《中国社会保险年鉴》，2014—2016 年《中国社会保险发展年度报告》，2017 年度人力资源和社会保障事业发展统计公报，2009—2013 年新农合信息统计手册，2014—2015 年《中国卫生和计划生育统计年鉴》。

（六）不同制度覆盖人群和不同地区之间的医保制度转移接续衔接不足，制度全覆盖仍有待巩固完善

一是职工医保和居民医保筹资政策缺乏衔接。职工医保以月度为单位进行参保，居民医保以年度为单位进行参保，两者如何转换，目前缺乏制度设计和政策衔接，导致部分特定人群如当年新入职的大学生、新就业的农民工等重复参保现象不可避免；部分人群在流动过程中逃避参保，存在漏保现象，制度全覆盖仍有待巩固完善。二是职工医保覆盖对象发生流动时，转移接续衔接不足。目前，对于职工医保覆盖对象在不同统筹地区之间流动，出台的政策文件仅仅关注了个人账户的转移，回避了统筹基金的转移接续，增加了流入地统筹基金支出的压力。

第二节 我国基本医疗保险筹资的缺口分析

党的十八大提出，到 2020 年我国要建成小康社会，健康领

域的小康社会标准是什么？本书提出：卫生总费用中广义政府卫生支出应不低于 60%（即私人卫生支出占比应不高于 40%），基本医保基金占医疗卫生机构医疗收入的比例要不低于 60%。据此，我们对我国基本医疗保险基金筹资的差距进行了分析。

卫生总费用的结果显示，我国个人现金卫生支出占卫生总费用的比例逐年下降，从 2009 年的 37.46 下降至 28.77%；但私人卫生支出占比下降幅度较小，2017 年仍达 45.81%（详见表 8 - 4）[1]，明显高于 OECD 国家平均水平（25.97%）[2]。

卫生财务年报数据显示，随着我国基本医疗保险筹资水平的逐年提升，流向医疗机构的基本医保基金占医疗收入的比例有所上升，从 2012 年的 38.86% 上升至 2017 年的 45.15%（详见表 8 - 5）。

表 8 - 4　　2009—2013 年个人现金卫生支出和私人
卫生支出占卫生总费用比例

年份	个人现金卫生支出占比（国内口径,%）	私人卫生支出占比（国际口径,%）
2009	37.46	47.50
2010	35.29	45.69
2011	34.77	44.11
2012	34.34	44.04
2013	33.88	44.19
2014	31.99	44.21

---

[1]　国家卫生计生委卫生发展研究中心. 2018 中国卫生总费用摘要［R］. 2018。

[2]　OECD Health Statistics 2018［EB/OL］.（2018 - 11 - 08）https：//stats. oecd. org/Index. aspx？ DataSetCode = SHA&_ga = 2. 11439860. 1904973252. 1547601324 - 482052955. 1528965378。

续表

年份	个人现金卫生支出占比 （国内口径，%）	私人卫生支出占比 （国际口径，%）
2015	29. 27	43. 87
2016	28. 78	46. 00
2017	28. 77	45. 81

资料来源：《2018 中国卫生总费用摘要》（OECD 国家，34 个国家，23 个国家广义政府卫生支出占卫生总费用比例超过 70%）。

表 8 – 5　　　　2012—2017 年医保基金占医疗收入比例变化情况

年份	医保基金占比（%）	基本医保基金占比（%）	其他医保基金占比（%）
2012	41. 23	38. 86	2. 37
2013	44. 46	41. 86	2. 60
2014	47. 76	44. 26	3. 50
2015	48. 22	44. 38	3. 84
2016	49. 20	45. 16	4. 03
2017	49. 80	45. 15	4. 65

资料来源：根据 2013—2017 年卫生计生财务年报资料整理而得。

财政部社保司公布的社会保险决算数据显示：2017 年基本医保基金收入 18972.98 亿元（其中，职工医保基金收入 12134.65 亿元，居民基本医疗保险基金 6838.33 亿元）。2017 年度基本医保基金支出 15419.52 亿元，其中，职工医保基金支出 9298.36 亿元，居民基本医疗保险基金支出 6121.16 亿元。[①]

根据广义政府卫生支出占卫生总费用比例为 60%、基本医保基金占医疗收入比例为 60% 和医保基金占医疗收入的比例为

[①]　关于 2017 年全国社会保险基金决算的说明 [EB/OL]. （2018 – 10 – 30）ht-tp：//sbs. mof. gov. cn/zhengwuxinxi/shujudongtai/201810/t20181030_3057886. html。

60% 三种假设，可以分析我国 2018—2020 年基本医保筹资的缺口（详见表 8 – 6）。

表 8 – 6　　2017—2020 年我国基本医保筹资额缺口（预测）

指标	2017 年	2018 年	2019 年	2020 年
卫生总费用增长速度（%）	9.03	9	9	9
医疗收入增长速度（%）	12.17	10	10	10
基本医保基金流向医疗卫生机构比例（%）	84.49	85	85	85
基本医保基金占医疗收入比例（%）	45.15 (60)	60	60	60
医保基金占医疗收入的比例（%）	49.80 (60)	60	60	60
当年基本医保基金支出（亿元）	15419.52			
当年基本医保基金结余（亿元）	3553.46			
广义政府卫生支出占卫生总费用比例（%）	45.81 (60)	60	60	60
需要增加支出 1（亿元）	3055.96	5896.27	8992.20	12366.77
需要增加支出 2（亿元）	4284.72	6984.27	9224.64	11689.06
需要增加支出 3（亿元）	2943.04	5499.11	7739.49	10203.91

注：需要增加支出 1 对应广义政府卫生支出占卫生总费用比例为 60%；需要增加支出 2 对应基本医保基金占医疗收入比例为 60%；需要增加支出 3 对应医保基金占医疗收入的比例为 60%。

在经济新常态、医疗费用上涨较快和减轻居民就医负担的多维政策导向下，是否存在降低职工医保费率的可能性值得探讨。从建成小康社会目标看，我国基本医保筹资仍存在缺口，降低职工医保费率既取决于医保制度之外的政策调整，也与现有的制度如何优化有关。从医保制度的外部环境看，由于我国职工医保改革过程中存在转轨成本（数据没有进行详细测算），这部分成本至今未能得到很好的解决，如果能够从国有企业红利中划转部分资金用于弥补职工医保制度建设的转轨成本，则降低职工医保费率仍存在一定空间。从职工医保制度的内部优化看，如果做实费基，降低职工医保名义费率仍存在一定空间；如果能合理调整个人和企业的缴费责任，降低企业缴费，增加个人缴费比例，则可为降低企业成本留出空间；如果调整参保缴费策略，建立全民缴费参保机制（退休人员缴费），则降低职工医保费率存在可能；如果优化目前的职工医保基金配置，调整个人账户划拨比例或取消个人账户，同时实行采取现收现付的基本医保基金管理方式，则可以减少基金沉淀，降低职工医保费率。

第三节　完善我国基本医保筹资机制的对策

一、完善基本医疗保险筹资机制的原则

一是强化基本医疗保险的社会保险属性，推动强制参保，推动基本医疗保障制度从广覆盖向全覆盖转变。二是坚持公平优先，逐步建立与当地居民收入水平相衔接的筹资机制。逐步缩小城乡之间、就业与非就业人群之间以及不同地区之间的基本医疗保险筹资差距。三是坚持基本医疗保险与经济社会发展同步，推动基本医疗保险筹资从低水平向适宜水平转变。四是坚持权责一致，发展可持续。合理划分筹资责任，坚持政府、企业和个人合理分担基本医疗保险保费。五是坚持尽力而为、量力而行，既要防止医保筹资水平滞后于经济社会发展，又要防止泛福利化；医保筹资要遵循财力可负担和可持续发展原则，要循序渐进、逐步调整。

二、完善基本医疗保险筹资机制的思路

一是统筹考虑基本医疗保险和经济社会发展的关系，合理确定基本医保筹资目标，使基本医保制度建设与小康社会建设同步。科学测算基本医疗保险的筹资标准，既要积极应对人口老龄化，防范基金风险，又要防止企业负担过重，影响经济增长的可持续性。二是统筹职工医保和居民医保的筹资，既要突出职工医保和居民医保筹资的政策性差异，又要建立两者之间的转换机制，防止重复参保和重复补贴。三是建立与需求相适应的筹资机制，筹资既要考虑需求增长，又要合理界定和科学管理基本医疗服务需求，筑牢医保底线，突出底线公平；杜绝保障非医疗服务，防止医药费用过快上涨。四是合理划分个人（家庭）、政府和雇主之间的基本医疗保险筹资责任，建立公平、稳定和可持续的筹资增长机制。

三、完善基本医保筹资机制政策建议

（一）推动强制参保，强化基本医疗保险的社会保险属性

遵循社会医疗保险的基本规律，推动强制参保，强化基本医疗保险的社会保险属性，确保我国基本医疗保险制度可持续发展。

（二）扩大筹资渠道，弥补基本医疗保险制度建设的转制成本

建议借助征缴主体转换（由社保部门转为税务部门）的契机，开拓基本医保筹资渠道，探索从烟草税中划拨部分资金用于补助城乡居民基本医疗保险的路径，缩小城乡居民医保和职工医保的筹资差距，为逐步实现待遇一致奠定基础。利用降成本的契机，探索划转部分国有企业红利，用于弥补职工医保制度建设的转轨成本。加快发展商业健康保险和补充保险，减轻基本医疗保

险的筹资压力。

（三）合理划分各方在医保筹资中的责任，适度强化个人筹资责任

合理调整个人与雇主筹资比例，逐步强化个人的筹资责任。德国、日本是实施社会医疗保险的典型国家，个人与雇主的缴费比例均为1∶1，但其国民收入分配中住户部门劳动者报酬占比高于我国，以2015年的数据为例，德国、日本住户部门劳动者报酬占比分别为50.01%、49.07%①，而我国住户部门劳动者报酬仅为32.85%②；因此个人缴费责任应相应下降。建议将个人与雇主的缴费比例从目前的1∶3—1∶5逐步调整至3∶7（2035年前实现）、2∶3（2050年前实现）。逐步提高个人筹资比例，可以考虑每年提高0.1个百分点（直至提高到3%）。将居民医保筹资中的个人与财政的筹资责任从目前的1∶3逐步调整为3∶7（个人占比每年提高0.1个百分点，2025年前可以实现）、1∶2（2035年实现），2035年后，逐步调整为2∶3（2050年前实现）。建立终身缴费制度，退休老年人的个人缴费可以以养老金为基数，缴费比例从1%起步并逐步调整。

（四）做实职工医保费基，适度下调单位缴费比例，减轻单位缴费负担

取消单位缴费划入个人账户政策，减轻企业缴费负担；做实职工医保缴费基数，明确以在单位获得的所有收入作为缴费基数，明确筹资标准不低于8%，同时配合"降成本"政策要求，阶段性下调雇主缴费比例，使个人与雇主的征缴比例保持在8%

---

① 14A. Non-financial accounts by sectors, SNA93 ［EB/OL］. https：// stats. oecd. org.

② 中华人民共和国国家统计局：2017 中国统计年鉴 ［Z］. 中国统计出版社，2018。

以上（目前，超过 9% 的可以结合当地人口结构和待遇保障的实际情况进行调整）。

（五）建立健全筹资增长机制，逐步提高居民医保筹资标准

逐步提高居民医保的筹资标准。建立居民医保与全国居民人均可支配收入挂钩的筹资机制。居民医保筹资额占上年居民人均可支配收入的比例从目前的 2.72% 逐步提高至 2035 年的 3.5%（每年提高 0.05 个百分点，2032 年可达 3.5%，持续保持到 2035 年）；2035 年后，居民医保筹资额逐渐提升至上年居民人均可支配收入的 4.5%；缩小城乡居民与职工医保的筹资相对差距，为建立覆盖全民的统一的基本医疗保险制度奠定基础。

（六）应对人口老龄化，建立职工医保终身缴费机制

应对人口老龄化，建立终身缴费制度。逐步取消个人账户，建立职工医保终身缴费制，既是应对人口老龄化的需要，也是降成本的需要；既是提升统筹基金规模、强化互助共济功能的需要，更是改善老年人筹资公平性的重要举措。

（七）推动医保基金管理从纵向积累向现收现付转变，提升基金使用效率

加强医保基金预算管理和绩效考核，推动基本医保基金管理从纵向积累平衡向现收现付、当年收支平衡转变，既有助于降低单位运行成本，又有助于提升基金使用效率。

（八）加强政策衔接，推动基本医疗筹资机制改革平稳过渡

加强职工医保和居民医保政策衔接，确保职工医保和居民医保顺利转换，防止重复参保。加强医保筹资机制转换和衔接期的政策研究，确保医保筹资政策平稳过渡。

参考文献

[1] 曹普. 人民公社时期的农村合作医疗制度 [J]. 中共中央党校学报, 2009, 13 (6): 78 – 83.

[2] 陈成文, 陈建平. 社会组织与贫困治理: 国外的典型模式及其政策启示 [J]. 山东社会科学, 2018 (3): 58 – 66.

[3] 桂莉, 叶金国. 新型农村合作医疗门诊统筹基金支付方式研究 [J]. 人口与经济, 2009 (6): 90 – 93.

[4] 李婷婷, 顾雪非, 周晓爽, 等. 慈善医疗救助与政府医疗救助的衔接模式效果分析——以神华爱心行动为例 [J]. 卫生经济研究, 2014 (9): 13 – 16.

[5] 林振德, 赵伟. 公平性理论分析 [J]. 当代经济, 2015 (8): 10 – 12.

[6] 刘捷. 关于我国财政的公平与效率问题研究 [D]. 山西财经大学, 2005.

[7] 刘景. 试论慈善事业在社会保障体系中的作用 [J]. 社会工作, 2007 (6): 25 – 27.

[8] 刘莎. 我国慈善医疗救助事业发展探究 [J]. 中国初级卫生保健, 2018 (8): 6 – 8.

[9] 娄成武, 常爱连. 门诊统筹模式下新农合制度的现状、问题与对策 [J]. 中共青岛市委党校青岛行政学院学报, 2010 (4): 79 – 83.

[10] 宋士云. 1955—2000 年中国农村合作医疗保障制度的历史考察 [J]. 青岛科技大学学报 (社会科学版), 2007, 23

（3）：60 - 66，75.

[11] 宋晓梧．建国60年我国医疗保障体系的回顾与展望
[J].中国卫生政策研究，2009，2（10）：6 - 14.

[12] 夏杏珍．农村合作医疗制度的历史考察［J］.当代中
国史研究，2003（5）：110 - 118.

[13] 赵国强，孙晓杰，邵雨辰．我国慈善组织参与医疗救助
的现状及困境分析［J］.卫生经济研究，2019，36（2）：16 - 19.

[14] 郑功成．城乡医保整合态势分析与思考［J］.中国医
疗保险杂志，2014，6（2）：8 - 11.

[15] 周寿祺．探寻农民健康保障制度的发展轨迹［J］.国
际医药卫生导报，2002（6）：18 - 19.

[16] 陈望涛，赵晓京．北京社会保障问题座谈会纪要
[J].社会学研究，1986（1）：124 - 126.

[17] 陈新中，俞云燕．从新加坡经验再看通道式个人账户
的功能［J］.卫生经济研究，2009（1）：27 - 31.

[18] 杜沩，孙华君，邹佳辰，等．中国卫生筹资的垂直公
平与水平公平［J］.卫生软科学，2018，32（9）：20 - 23.

[19] 江宇．论中华人民共和国前30年的社会保障［J］.社
会保障评论，2018，2（4）：125 - 134.

[20] 金维刚．城乡居民医保整合并归口人社部门统一管理
已形成主流趋势［J］.中国医疗保险，2016（9）：25 - 26.

[21] 荆涛，杨舒．商业健康保险在多层次医疗保障体系中的
地位与发展现状［J］.中国医疗保险杂志，2016（6）：18 - 22.

[22] 孔祥金，李贞玉，李枞，等．中国与新加坡医疗保险个
人账户制度比较及启示［J］.医学与哲学，2012，33（4）：46 - 48.

[23] 兰剑，慈勤英．中国社会救助政策的演进、突出问题
及其反贫困突破路向［J］.云南社会科学，2018（4）：32 - 38.

［24］劳威文，张军．我国医疗保险个人账户评析［J］．中国医院院长，2006（13）：42－46．

［25］李航，孙东雅，张蕾，等．我国商业健康保险发展研究［J］．中国医疗保险杂志，2014（9）：22－24．

［26］李晓蕊，邹长青．改革开放以来城市社会医疗保障体系演进［J］．人民论坛，2006（3）：161－163．

［27］刘国恩，董朝晖，孟庆勋，等．医疗保险个人账户的功能和影响［J］．中国卫生经济，2006，25（2）：61－64．

［28］刘克军，范文胜．对两县90年代合作医疗兴衰的分析［J］．中国卫生经济，2002，21（6）：14－17．

［29］刘立藏．医疗个人账户对医疗费用支出影响研究——镇江市职工基本医疗保险实证［D］．天津大学，2009．

［30］冉密，孟伟，熊先军．德国和台湾地区医保筹资现状及启示［J］．中国医疗保险，2016（5）：68－71．

［31］申曙光，侯小娟．医疗保险个人账户的公平与效率研究——基于广东省数据的分析［J］．中国人口科学，2011（5）：75－84，122．

［32］宋占军，胡祁．我国商业健康保险发展现状及展望［J］．中国医疗保险杂志，2017（4）：62－65．

［32］王超群，李珍．中国医疗保险个人账户的制度性缺陷与改革路径［J］．华中农业大学学报（社会科学版），2019（2）：27－37．

［34］王超群．城镇职工基本医疗保险个人账户制度的起源、效能与变迁［J］．中州学刊，2013（8）：80－86．

［35］王晓宁．我国个人医疗账户制度探析［D］．华东政法大学，2011．

［36］熊先军，董晓莉．职工基本医疗保险制度改革回顾与

展望 [J]. 时事报告, 1998 (8): 24 - 31.

[37] 张德元. 农村医疗保障出路何在 [J]. 经济学家, 2003 (3): 8 - 11.

[38] 张小乙. 中新两国医保个人账户比较分析与建言 [J]. 求索, 2010 (8): 90 - 91.

[39] 赵斌, 梁海伦, 袁媛. 美国医疗储蓄账户计划述评 [J]. 医学与哲学, 2011, 32 (10): 42 - 44.

[40] 赵斌, 文裕慧. 国际医疗储蓄账户计划设计结构及效果述评 [J]. 中国卫生经济, 2012, 31 (7): 93 - 96.

[41] 中国社会保险编辑部. 职工医疗保障制度变迁的轨迹 (下) [J]. 中国社会保险, 1998 (8): 19 - 21.

[42] 周晴. 城乡医疗救助发展现状及对策研究 [J]. 法制与社会, 2011 (11): 176 - 177.

[43] 朱坤, 张小娟, 刘春生. 日本健康保险制度演变历程及启示 [J]. 中国卫生政策研究, 2012, 5 (3): 32 - 38.

[44] BRAVEMAN P, GRUSKINS. Defining equity in health [J]. J Epidemiology Community Health, 2003, 57: 254 - 258.

[45] CARRIN G, RON A, HUI Y, et al. The reform of the rural cooperative medical system in the People's Republic of China: interim experience in 14 pilot counties [J]. Social Science and Medicine 1999 (48): 961 - 972.

[46] CULYER A J, WAGSTAFF A. Equity and equality in health and health care [J]. Journal of Health Economics, 1993 (12): 431 - 457.

[47] DEWBERRY G P. Medical savings accounts and the uninsured in Oklahoma [J]. The Journal of the Oklahoma State Medical Association, 1995, 88 (5): 211 - 213.

[48] FENG X, TANG S, BLOOM G, et al. Cooperative medical schemes in contemporary rural China [J]. Social Science and Medicine 1995 (41): 1111 – 1118.

[49] FOLEYD. Resource allocation and the public sector [J]. Yale Economic Essays, 1967 (7): 45 – 98.

[50] FRONSTIN P. Health savings accounts and health reimbursement arrangements: assets, account balances and rollovers, 2006—2009 [J]. EBRI Issue Brief, 2010 (343): 1 – 30.

[51] GUSTAFSSON B, LI S. Expenditures on Education and health care and poverty in rural China [J]. China Economic Review, 2003 (15): 292 – 301.

[52] IKEGAMI N, YOO B K, HASHIMOTO H, et al. Japanese universal health coverage: evolution, achievements, and challenges [J]. The Lancet, 2011, 378 (9796): 1106 – 1115.

[53] JACKSON S, SLEIGH AC, LI P, et al. Health finance in rural Henan: low premium insurance compared to the out – of – pocket systems [J]. The China Quarterly, 2005 (181): 137 – 57.

[54] LIU Y, HSIAO W, LI Q, et al. Transformation of China's health care financings [J]. Social Science and Medicine, 1995 (41): 1085 – 1093.

[55] LIU Y, RAO K, HSIAO W. Medical expenditure and rural impoverishment in Chinas [J]. Journal of Health Population Nutrition, 2003 (21): 216 – 222.

[56] OZANNE L. How wills medical savings accounts affect medical spending [J]. Inquiry, 1996, 33 (3): 225 – 236.

[57] SEN A. Why health equity? [J]. Health Economics, 2002 (11): 659 – 666.

［58］TANG S. The changing role of the township health centers in the context of economic reform in China ［J］. IDS Bulletin, 1997 (28): 39 – 47.

［59］WHITEHEAD M. The concepts and principles of equity in health ［J］. Int J Health Serv, 1992, 22: 429 – 445.

［60］YOU X, KOBAYASHI Y. The new cooperative medical scheme in China ［J］. Health Policy, 2009 (91): 1 – 9.

［61］YU Xu, LIMIN Wang, JIANG He, et al. Prevalence and Control of Diabetes in Chinese Adults ［J］. JAMA, 2013: 9.

［62］陈竺, 张茅. 中国新型农村合作医疗发展报告: 2002—2012 ［M］. 北京: 人民卫生出版社, 2013.

［63］葛延风, 贡森, 等. 中国医改问题·根源·出路 ［M］. 北京: 中国发展出版社, 2007.

［64］罗尔斯. 作为公平的正义 ［M］. 姚大志, 译. 上海: 上海三联书店, 2002.

［65］宋晓梧. 改革: 企业·劳动·社保 ［M］. 北京: 社会科学文献出版社, 2006.

［66］宋晓梧. 中国社会体制改革 30 年回顾与展望 ［M］. 北京: 人民出版社, 2008.

［67］于德志. 新型农村合作医疗制度 ［M］. 北京: 人民卫生出版社, 2013.

［68］郑功成. 中国社会保障制度变迁与评估 ［M］. 北京: 中国人民大学出版社, 2002.

［69］中国医学科学院《中国医改发展报告》编写委员会. 中国医改发展报告 2016 ［M］. 北京: 中国协和医科大学出版社, 2017.

［70］保罗·萨缪尔森, 威廉·诺德豪斯. 经济学（第19

版）［M］．萧琛，译．北京：商务印书馆，2014．

　　［71］顾昕．走向全民医保［M］．北京：中国劳动社会保障出版社，2008．

　　［72］国家卫生计生委统计信息中心．第五次国家卫生服务调查分析报告［M］．北京：中国协和医科大学出版社，2014．

　　［73］劳动和社会保障部，中共中央文献研究室．新时期劳动和社会保障重要文献选编［M］．北京：中国劳动社会保障出版社，2002．

　　［74］牛京辉．英国功用主义伦理思想研究［M］．北京：人民出版社，2002．

　　［75］彭森，陈立．中国经济体制改革重大事件（下）［M］．北京：中国人民大学出版社，2009．

　　［76］人力资源和社会保障部社会保险事业管理中心．中国社会保险发展年度报告2016［M］．北京：中国劳动社会保障出版社，2017．

　　［77］人民卫生出版社．深受贫下中农欢迎的合作医疗制度［M］．北京：人民卫生出版社，1970．

　　［78］人社部社会保险事业管理中心．中国社会保险发展年度报告2015［M］．北京：劳动和社会保障出版社，2016．

　　［79］世界银行．中国：卫生模式转变中的长远问题与对策［M］．北京：中国财政经济出版社，1994．

　　［80］王莉．医疗保险学［M］．广州：中山大学出版社，2011．

　　［81］朱镕基．朱镕基讲话实录（第二卷）［M］．北京：人民出版社，2011．

　　［82］ADAMS J. Stancy: Inequity in Social Exchange. In: Lenard Berkowitz, ed. Advances in Experimental Social Psychology

［M］. New York，NY：Academic Press，1965.

［83］Institute for Health Metrics and Evaluation，Human Development Network，The World Bank. The Global Burden of Disease：Generating Evidence，Guiding Policy － East Asia and Pacific Regional Edition. Seattle，WA：IHME，2013.

［84］中华人民共和国国家统计局 . 2017 中国统计年鉴 ［Z］. 北京：中国统计出版社，2018.

［85］中华人民共和国国家统计局 . 2018 中国统计年鉴 ［Z］. 北京：中国统计出版社，2018.

［86］卫生部农卫司，卫生部新型农村合作医疗研究中心 . 2003—2007 年全国新型农村合作医疗（试点）工作会议资料汇编 ［Z］. 2017.

［87］卫生部统计信息中心 . 第二次国家卫生服务调查 ［R］. 1999.

［88］卫生部统计信息中心 . 第一次国家卫生服务调查 ［R］. 1994.

［89］国家卫生计生委卫生发展研究中心 . 2018 中国卫生总费用摘要 ［Z］. 2018.

［90］国家卫生健康委卫生发展研究中心 . 中国老年人卫生费用与筹资研究 ［R］. 2018.

［91］黄三桂 . 台湾全民健保制度的设计与实施历程 ［R］. 2018.

［92］卫生部农卫司，卫生部新型农村合作医疗研究中心 . 新型农村合作医疗信息统计手册（2003—2004）.

［93］卫生部农卫司，卫生部新型农村合作医疗研究中心 . 新型农村合作医疗信息统计手册（2005）.

［94］卫生部农卫司，卫生部新型农村合作医疗研究中心 .

新型农村合作医疗信息统计手册（2006）.

［95］CYNTHIA R，EAMONN B. MEDICAL SAVINGS AC-COUNTS ［R］. Adam Smith Institute，2001.

［96］Health System in Transition. Germany ［R］. 2015.

［97］Justine HSU. Medical Savings Accounts：What is at risk？［R］. WHO，2010.

［98］PIYAH. Medical Savings Accounts：Lessons Learned from Limited International Experience ［R］. WHO，2002.

［99］SHAUN M. Medical Savings Accounts in South Africa ［R］. NCPA Policy Report No. 234，2000.

［100］TATARA K，OKAMOTO E. Japan：Health system re-view：Health Systems in Transition ［R］. 2009.

［101］The World Bank. Toward a Healthy and Harmonious Life in China：Stemming the Rising Tide of Non_ Communicable Diseases ［R］. 2011.

［102］WHO. The world health report 2000-Health systems：im-proving performance ［R］. Geneva，2000.

［103］WILLIAMS A H. Equity in health care：the role of ideol-ogy ［M］//VAN D E，WAGSTAFF A，RUTTEN F，et al. Equity in the finance and delivery of health care. Oxford：Oxford University Press，1993.

［104］2017 年度人力资源和社会保障事业发展统计公报 ［EB/OL］.（2018 – 05 – 21）. http：//www. mohrss. gov. cn/SYr-lzyhshbzb/zwgk/szrs/tjgb/201805/t20180521_ 294287. html

［105］2018 年国民经济和社会发展统计公报 ［EB/OL］.（2019 – 02 – 28）. http：//www. stats. gov. cn/tjsj/zxfb/201902/t20190228_ 1651265. html.

［106］健康干预［EB/OL］. https：//new. crcf. org. cn/html/programs. html？pro＝jkgy.

［107］微笑列车唇腭裂修复慈善项目［EB/OL］. http：//www. chinacharityfederation. org/ProjectShow/29/11. html#.

［108］医疗救助［EB/OL］. https：//new. crcf. org. cn/html/programs. html？pro＝yljz.

［109］我国商业健康险发展历程［EB/OL］. http：//www. dzlcgw. com/scqy/article. aspx？id＝1722.

［110］政务院关于全国各级人民政府、党派、团体及所属事业单位的国家工作人员实行公费医疗预防的指示［EB/OL］.（1952－06－27）. http：//www. law－lib. com/law/law_view. asp？id＝99137.

［111］中共中央国务院关于进一步加强农村卫生工作的决定［EB/OL］.（2002－10－19）. http：//www. gov. cn/gongbao/content/2002/content_ 61818. htm.

［112］关于2017年全国社会保险基金决算的说明［EB/OL］.（2018－10－30）http：//sbs. mof. gov. cn/zhengwuxinxi/shujudongtai/201810/t20181030_ 3057886. html.

［113］国务院关于同意建立新型农村合作医疗部际联席会议制度的批复［EB/OL］.（2008－03－28）. http：//www. gov. cn/zhengce/content/2008－03/28/content_ 6346. htm.

［114］基本医保制度建设步入法制化轨道［EB/OL］.（2011－07－01）. http：//news. medlive. cn/cancer/info－news/show－22906_ 97. html.

［115］目标3：确保健康的生活方式，促进各年龄段人群的福祉［EB/OL］.（2016－10－12）. https：//www. un. org/sustainabledevelopment/zh/health/.

［116］起底医保"个人账户"：过去，现在与将来［EB/OL］．（2019－01－28）．https：//www. zgylbx. com/index. php? m＝content&c＝index&a＝show&catid＝10&id＝34838.

［117］王延中，龙玉其．发挥好社会保障收入再分配作用［EB/OL］．（2016－04－01）．http：//news. xin－huanet. com/fortune/2016－04/01/c_ 128854683. htm.

［118］卫生部、财政部关于进一步加强公费医疗管理的通知［EB/OL］．（1984－04－28）．http：//www. chinalawedu. com/falv-fagui/fg22598/23676. shtml.

［119］卫生部发布会介绍我国慢性病防治工作进展情况等［EB/OL］．（2012－07－09）．http：//www. gov. cn/xwfb/2012－07/09/content_ 2179335. htm.

［120］我国商业健康险发展历程［EB/OL］．http：//www. dzlcgw. com/scqy/article. aspx? id＝1722.

［121］习近平在中国共产党第十九次全国代表大会上的报告［EB/OL］．（2017－10－28）．http：//cpc. people. com. cn/n1/2017/1028/c64094－29613660. html.

［122］赵斌．商业健康保险发展历史和现状［EB/OL］．（2018－04－09）．https：//www. zgylbx. com/index. php? m＝content&c＝index&a＝show&catid＝10&id＝32915.

［123］郑功成．从国家—单位保障制走向国家—社会保障制——30年来中国社会保障改革与制度变迁［EB/OL］．（2013－10－26）．http：//www. cssn. cn/shx/shx_ shflybz/201310/t20131026_ 584145. shtml.

［124］中国公益慈善的发展历程［EB/OL］．（2014－06－27）．http：//www. ricedonate. com/news_ 78. html.

［125］中华人民共和国2016年国民经济和社会发展统计公

报［EB/OL］.（2017 – 02 – 28）. http：//www. stats. gov. cn/tjsj/zxfb/201702/t20170228_ 1467424. html.

［126］14A. Non – financial accounts by sectors, SNA93［EB/OL］. https：//stats. oecd. org/, 2018.

［127］2008 年度人力资源和社会保障事业发展统计公报［EB/OL］.（2017 – 10 – 31）. http：//www. mohrss. gov. cn/SYrlzyhshbzb/zwgk/szrs/tjgb/201710/t20171031_ 280388. html.

［128］中国慈善信息平台 3［EB/OL］. http：//ca. charity. gov. cn/govwww/orgList/0001. html.

［129］国务院办公厅转发农业部等部门关于做好当前减轻农民负担工作意见的通知［EB/OL］.（1999 – 07 – 22）http：//www. law – lib. com/law/law_ view. asp? id = 70019.

［130］OECD Health Statistics 2018［EB/OL］. https：//stats. oecd. org/Index. aspx? DataSetCode = SHA&_ ga = 2. 11439860. 1904973252. 1547601324 – 482052955. 1528965378.